看護を学ぶ人のための
症状別看護過程セミナー

気がかりからはじめる看護過程

著

藏谷 範子　　森下 裕子　　末永 弥生

サイオ出版

執筆者一覧

藏谷　範子　湘南鎌倉医療大学看護学部　教授

森下　裕子　元・国際医療福祉大学小田原保健医療学部看護学科　講師

末永　弥生　日本医療科学大学保健医療学部看護学科　教授

執筆協力

有田　清子　湘南鎌倉医療大学看護学部　教授

森川　春美　東京警察病院看護専門学校　副校長

症状関連図監修

山田　幸宏　昭和伊南総合病院健診センター長

目次

はじめに

　看護を展開するにあたって必ず学修するものに看護過程があります。そして、看護過程を展開するには、まず患者さんに関する何らかの情報が必要です。皆さんが患者さんと出会ったときのその患者さんに対する「気がかり（気づき）」は、その患者さんの1つの情報になるわけです。

　さて、看護過程の学修をしていくなかで、患者さんのことを見落としなく知るための方法としてそれぞれの理論に基づいたデータベースの枠組みを用い、系統的網羅的に情報を収集することを学習します。適切にこれらを活用していくことで、速やかに必要な看護を導き出すことができます。その際、皆さんが最初に患者さんから得た「気がかり」を大事にしていくことも、合わせて進めていただきたいと思っています。その意味はもうおわかりですね。とはいっても「気がかり」はあくまで「気がかり」で、そのことが何を意味するのかそれを明らかにしていかなければ活用できません。

　本書は、学生さんの患者さんへの「気がかり（気づき）」をもとにして、その「気がかり」の意味を理解し、そこでわかったことをもとにして看護を展開していくことができることをめざして作成したものです。皆さんが現場でとらえた患者さんへの「気がかり」からさらに情報収集を進めてその原因に行き着く、意味がわかっていくプロセスを示した症状関連図で、患者さんの理解を深め看護を考えるために、気がかりをどのように事例に合わせて活用していけばよいのかを示していきます。皆さんが看護を実践することに少しでも本書が手助けになればうれしいかぎりです。

看護教員の皆様へ

　本書をご覧いただきまして、ありがとうございます。

　看護教員を続けてきているなかで、少しでも看護を学んだ人であれば看護の初学者であっても、患者さんに出会ったとき看護者としてのなんらかの「気がかり」を得ていることを実感します。しかしながら、その気がかりをどう扱ってよいかわからず、その「気がかり」をそのままに、あるいは破棄してしまう場面にも遭遇します。

　「看護学生の皆様へ」で述べたように、看護者それぞれの「気がかり」は、その人の大事にしている看護の視点であり、その人の患者さんへの関心の持ち方であり、その人の看護に対する考えを反映したものですから、学生が自身の「気がかり」を大事にして患者を理解し、その患者の看護に結び付けていってほしいと考えます。患者さんと出会った際に感じた気がかりを大事にして、看護を導き出していくことは将来の自身の看護観の深まりにつながることでもあるからです。

　とくに臨地実習においては、実習開始後早い時期に学生は患者さんの援助場面に看護師と一緒に入ります。その援助は、看護師が必要と判断し実施しているものであり、すでに看護計画に位置づけられた援助です。そこに同席することで、学生は患者さんに対する「気がかり」や「どうしてこの患者にはこの援助が行われているのだろう」という疑問や気づきをもちます。そこで教員が、学生の「気がかり」を大事に受け止めて、その「気がかり」を確かめるために次に必要な情報や、その「気がかり」の原因を明らかにするための方向性を助言するなどして学生の思考過程を丁寧にたどっていくことで、学生は患者さんの全体像の理解を深め、その患者さんに必要な援助にスムースにたどり着くことができると考えます。教員にもそれぞれの「気がかり」がありますから、学生と教員それぞれの看護観を交わしながら1人の人の看護を考えていく体験は双方に豊かな体験をもたらすものになると考えます。

　このような考えから、本書は、それぞれの看護場面で、1つのあるいは複数の「気がかり」を手がかりにして、知識を活用し適切な看護を導き出すことを可能にできるようにするための支援書をめざしています。具体的には、臨床で遭遇するさまざまな患者さんへの「気がかり（症状や支障などを含む）」を手がかりに、そこで観察すべきことを確認し、「気がかり」の原因となる状況をたどっていき患者の状況を理解することにつなげようとしたものです。「気がかり（症状）」の成り立ちや原因から出発するのではなく、「気がかり」をもとに学生の思考に沿って理解を深められるようにしていく関連図を示そうとしています。さらに、その関連図を事例の看護にどのように活用するかについても提示しています。

同じお考えの先生、現場でどのように指導しようかと思うことがある先生、また、気づくのだけどそのあとどうしていいかわからないと感じている看護学生の方々に読んでいただき、少しでも患者さんの看護を考える手助けになればければうれしく思います。全体の章立てについては、この後にある「本書の特徴と活用方法」のところで説明しています。

　本書の依頼を頂いて、5年を過ぎました。なんとか形にしてはまた新たな疑問や矛盾が生じ再検討してきた日々です。まだまだ検討の余地をたくさん残しているものですが、一度皆様にご覧いただき、新たな疑問や矛盾を含め、気づき、ご意見を頂くことで、より洗練して行けるのではないかと思っています。

　本書をまとめるにあたり、昭和伊南総合病院健診センター長の山田幸宏先生には、関連図について、私たちの知識の誤りや思考の飛躍などがないかどうか、見ていただきました。ありがとうございました。

　サイオ出版社中村様には、私たちのこうしてはどうか、このほうがよいのではないか、という考えを辛抱強く聞いていただき、そのつど変わる原稿にもご対応いただきました。見るたびにもっとここをこうしたほうがよいのではないか、など意見は尽きませんが、「看護学生さんが待っていますから」という中村さんの継続的なご支援に支えられ、なんとかまとめることができました。心より深く感謝申し上げます。

2024年3月吉日

著者代表

藏谷　範子

本書の特徴と各章の内容

看護を学ぶ皆さんへ

本書の特徴

① 本書は、皆さんが患者さんに出会ったときの「気がかり」から出発し、「日々の看護援助の意味を明らかにする」思考をたどります。これにより、皆さんの「看護の視点が豊か」になり、「症状が起こるメカニズムを理解するちから」が培われます。

② 患者さんに起こっている症状が、「何によるものか」を判断するための観察項目を示しました。受け持ち患者さんに「次に何を観察する必要があるのか」がわかるとともに、「その患者に必要な観察するちから」が培われます。

③ 観察の結果から、その症状の原因とメカニズムを明らかにできる関連図を掲載しました。受け持ち患者さんに起こっている症状のメカニズムを明らかにすることができるとともに、「症状が起こるメカニズムを理解するちから」が培われます。

④ 症状関連図を活用して、いくつもの症状を抱える目の前の患者さんの症状をどのように理解し、看護を展開していくかを示しました。

各章の内容

▶ 第1章 必要な看護を導き出す —連の思考過程をたどるということ

「**本書の特徴❶**」が主に該当します。本書で大切にしている「気がかり」を手がかりに必要な看護を導き出すという考え方やその意義を述べています。これは本書全体にかかわる考え方です。

▶ 第2章 症状関連図

皆さんの「気がかり」を出発点として、それがどのような症状なのか、それを明らかにするためには「次に何を観察する必要があるのか」を示しています。

そして、症状関連図では観察した結果から、その人に起こっている症状が何によって引き起こされ、関連する器官系にどのような形態変化や機能変化（メカニズム）が起こっているのかを理解することができます。ここで示しているのは、「皆さんの気がかりからはじまる関連図」であり、「皆さんの観察の結果から始まる」関連図です。

第2章では「**本書の特徴❷、❸**」が主に該当しています。第2章の構成や活用の仕方については、第2章の冒頭で詳しく解説していますので、そちらをご覧ください。

▶ 第3章 症状関連図を活用して看護を展開する

本書（第2章）の症状関連図をどのように活用していくのかを、乳がんの患者さんの事例を例にあげて解説しています。「**本書の特徴❹**」が該当します。

▶ 第4章 症状関連図を活用した事例紹介

皆さんの「気がかり」を出発に、第2章で示している「観察項目」と「症状関連図」をどのように活用して患者さんの症状のメカニズムを理解していくか、事例を用いて実践的に解説しています。さらに、この積み重ねが、いくつもの症状を抱える患者さんの全体をとらえることにつながることを**事例の関連図**として描きました。部分的に看護計画とその評価を掲載しました。「気がかり」を出発に、症状関連図を活用して、その患者の症状のメカニズムを理解すると、患者に必要な看護計画が具体的に立案できることがわかります。「**本書の特徴❹**」が該当します。

第 **1** 章

必要な看護を導き出す

一連の思考過程をたどるということ

1 必要な看護を導き出すための道具「看護過程」

　皆さんが「必要な看護を導き出す」と聞いてすぐに思い浮かぶのは「看護過程」でしょう。看護過程は、看護師が対象の患者に適切な看護を提供するための重要な道具です。

　看護過程には、「人間関係過程」と「問題解決過程」があります。そしてこれらは互いに密接に関連しています。人間関係が成立していなければ適切な問題解決はできません。そのため、看護過程を学習する際には、人間関係の成立を前提として「問題解決過程」を中心に学習していきます。「問題解決過程」は対象者の心身の状況から生じている、あるいはこれから生じる可能性のある看護上の問題を明確にし、その解決や改善に向けて働きかけを行うプロセスです。看護過程はアセスメント、問題の明確化、計画立案、実施、評価の5つの要素からなります。

　看護過程について、全く知らないという人はいないと思いますが、「看護過程」と聞いた看護学生には少し困ったような表情が浮かび、「大事なのはわかっているけれど、大変」「アセスメントが大変」といった声が聞こえてきます。そして、それが看護過程の苦手意識につながっているようです。

　アセスメントとは、情報収集と情報の解釈・分析・判断のことです。解釈・分析・判断と聞くと、難しそうという印象をもちやすいのですが、アセスメントは特別のことではなく、看護の場面では日常的に（患者さんとかかわるすべての場面で）行っていることであり、これをなくして看護は成り立たないものでもあるのです。

2 2つの看護過程

　図1-1のように看護過程の5つの構成要素は、すべてがつながっています。それぞれが前の段階を受けて進み、また、評価の結果に基づいて各構成要素を見直し、そこから再度取り組みを繰り返していくという循環する過程です。その結果、より患者さんに合った適切な看護になっていきます。

　看護過程の学習においてはこれらの構成要素とプロセスを一つひとつ順に学習していくことが多いのではないかと思います。つまり情報収集から始まって、情報の解釈・分析・判断（アセスメント）をする、その結果、看護問題を明確にし、それら明確になった看護問題に対して看護計画を立

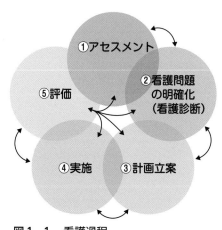

図1-1　看護過程
（茂野香おる他：基礎看護技術Ⅰ，系統看護学講座 専門分野
基礎看護学［2］，p.275，医学書院，2023より改変）

案する、立案した目標の達成に向けて具体策を実施する、実施の結果をもとに看護過程のプロセス全体（各要素）を評価する、という一連の過程を体験・学習するという具合です。

・学内での学修と実習での違い

　学内の授業で事例展開の学修をする場合も、1人の患者の全体像をとらえるために、情報収集の枠組みに沿ってまず網羅的に情報を収集・アセスメントする、それと並行して関連図を作成することも多いでしょう。アセスメントと関連図をもとにその患者の看護問題を明確にする、抽出した看護問題の優先順位を考える、優先順位の高い問題から看護計画を立案、立案した計画に基づいて具体策を実施、その結果を評価していくといった順序で学修することが多いと思います。ところが、実習に行くと、そのようにはいかないと感じることがあるのではないでしょうか。

　受け持ち患者の看護は、患者が入院されたときから始まっているので、皆さんが患者を受け持ったときにはすでに看護師によって看護問題が抽出され、それらの問題に対する看護計画も立案されていて、それぞれの問題解決に向けて実施・評価が進められている、つまり看護過程の展開がすでに進められているわけです。そして、実習が始まって皆さんが受け持ち患者にかかわるにあたって、まずは看護師が受け持ち患者に計画している看護を、看護師と一緒に行っていきます。具体的には、バイタルサインの観察や測定、清拭、おむつ交換といったケアを見学し、徐々に援助に加わっていっていると思います。

・行われているケアの意味を考える

　そして、看護師が行うケアに加わりつつ、なぜこの患者には清拭が必要なのだろうか、この患者はなぜ血圧が高いのだろうかと考えます。このように、行われているケアの意味（なぜその援助が必要か）を考えることから始め、患者の状況をとらえていくというプロセスに、少し戸惑いが生じるかもしれません。

・看護師の思考のプロセスとは……

　また、現場の看護師は、見たもの触れたもの聞いたものなどなどから意味ある重要な情報を瞬時にとらえ、それらを自身のもつ知識とすぐに結び付け、適切な看護を導き出すことができます。つまり、看護師は患者に出会ったあと速やかにその患者の重要情報に着目し、わずかな情報を手がかりにしてそのとき、その患者に必要な看護を導き出していくのです。これらは、看護師として働きだせば日々のなかで経験され、それが蓄積することで徐々に容易になるのですが、まだ経験のあさい看護学生にとっては、そのような看護師の思考のプロセスについていくのは難しいことかもしれません。

　看護師がその患者に必要な看護を導き出していくというプロセスについてもう少し説明しましょう。

・看護技術の展開過程とは、小さな看護過程

　皆さんが看護技術を学んだときのことを思い出してみてください。患者のことをまだよくはわからないけれど、発熱があったということからバイタルサインを測定する必要があるな、とか、麻痺で利き手が動かせないということからからだを拭くにも援助が必要だな、ということがわかり、そこから援助計画を立て、援助を始めます。1つの援助を実施する際にもその援助を行うにあたって必要な情報を得て、その援助の必要性を考え判断し、その人に合った方法を計画して実施している

のです。この「看護技術の展開過程」2)にも情報収集、情報の解釈、問題の明確化（援助の必要性の確認）、その援助の目標設定と計画立案、それに基づいた実施と評価という思考過程＝小さな看護過程が展開されているといえます（図1-2）。そして看護師はこのような考え方を、1つの援助1つの情報にとどめることなく、次々と手がかりを広め関連づけ、統合しています。実習において皆さんは、その時々で得られたわずかな情報をもとに援助の必要性を考える、得られた情報を総合して看護を導き出すといったさまざまな援助（看護）の導き出し方をする看護師を見て、少し戸惑

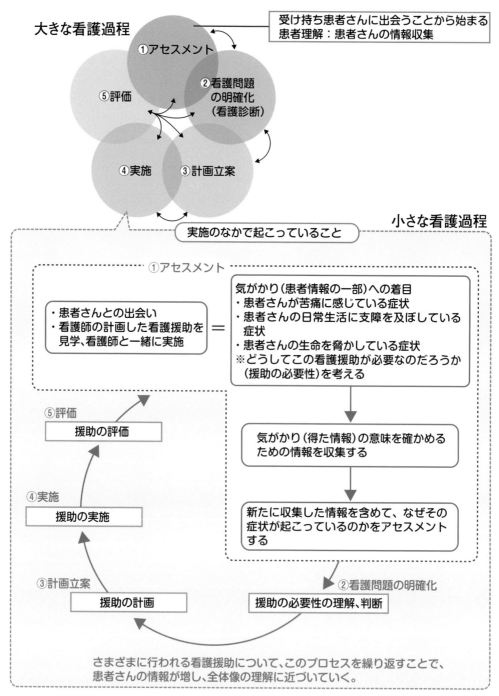

図1-2　全体像の理解に近づくプロセス

いが生じるかもしれませんね。

　この項の最初に、看護過程について、循環する過程であると述べました。看護過程は循環する構成要素のどこからでも展開でき、またどの構成要素においても情報収集と情報の解釈、分析、判断（アセスメント）（思考過程）が含まれています。そして、そこでの問題をとらえ必要な看護を導き出し提供しようとするとき、系統的・全体的に情報を収集しそれらに基づき患者をとらえて展開していく場合と、その場その場でのわずかだけれど意味ある重要情報に着目し展開していきながらその深さや幅を広げていくといった展開の場合があります。これらの両方を柔軟に使いこなすことで、適切な看護を導き出していきましょう。

3 気がかりを手がかりにして看護を導き出すことの意義

　看護を行うにおいて、患者の理解を深める方法の1つに、まずその患者の疾患を手がかりに理解を深めていく方法があります。人体の構造と機能をふまえ、そこに病理学的変化が生じることによって○○炎、○○腫瘍、○○梗塞、○○出血といった疾患にたどり着くので、疾患について学習を進めていくということです。しかし、前述したように実際の臨床現場では、患者にはすでに治療、看護が始まっていて、その実施・評価の結果に基づき日々、援助を検討していくプロセスが回っています。そこで、その患者の病名などを調べる・理解することと並行して、目の前の患者の情報、気がかりを手がかりに、その意味を考え（アセスメントし）、患者理解を広げ深めていくという方法は、皆さんの実習においてもとても有効です。

　現在の医療を必要とする患者の状況は、高齢者が多く、また慢性疾患を患い複数の疾患をもって療養されている方が多くなっています。そうすると、1つの疾患の病態を理解するだけでは収まらなかったり、たとえば、ADLを低下させないために運動が必要だけれど心臓に負担をかけないように安静が必要であるといったように1人の患者のなかに相反する事態が同時に存在するという状態も起こります。また、在院日数が短くなっており、短期間に患者の全体を的確にとらえて看護をしていくということも難しくなります。そのようななかで、気がかりになったことを手がかりに理解を広げ援助を深めていくという方法は現場の看護師の思考にも状況にも即したものといえます。

　さて、その時々で得られたわずかな情報をもとに援助の必要性を考える、得られた情報を総合して看護を導き出すということについて、経験の少ない看護学生には、難しい、戸惑う、ということを前述しました。ただ、看護の初学者であっても少しでも看護を学んだ学生であれば、患者に起こっている顕在的な状態（症状や訴え）については、気がかりとして着目できると考えています。2で述べた発熱があるのでバイタルサインを観察する必要がある、麻痺があるので手が動かせず清拭にも援助が必要だ、といったことが該当します。「発熱」「麻痺で手が使えない」という気がかりに着目できています。しかし、その気がかりの意味を確かめるために、次に収集すべき情報をとらえるのは難しそうです。

　実習で、学生さんが情報の意味がよくわからなくて戸惑っている場面に遭遇するのですが、ちょっとした助言があれば学生が自ら考えを整理し、深めていくことができます。たとえば、

学生：この患者さん、貧血と聞いていたのですが、脈拍が100回/分で頻脈なんです。心臓も悪いんでしょうか。

教員：貧血はどの程度ですか。

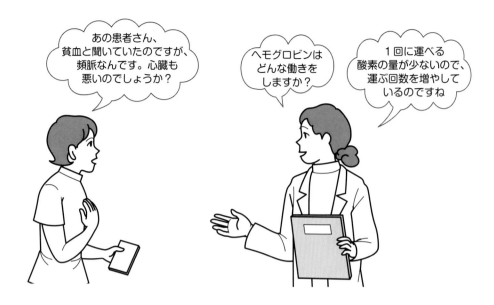

学生：Hb、8.0g/dL です。

教員：ちゃんと把握していますね。ヘモグロビンはどんな働きをしますか？

学生：全身に酸素を運びます。

教員：そうですね。ヘモグロビンが少ないことで1回に運べる酸素の量が少ないので、運ぶ回数を
　　　増やして全身に酸素を届けているのですね。

学生：運ぶ回数を増やすということは、ああ、心臓の拍出回数を増やす……、だから脈が多くなっ
　　　ているんですね。心臓が悪いわけではないのですね。

　というように、「心臓が悪いかもしれない」という少しずれた方向に学修を進めそうなときに、
酸素を十分に送れなくなっていることに対する代償機能ですよ」とタイムリーに次に収集する情報
や学修する方向性についての助言が得られれば自ら進んでいくことができます。

　教員の助言がなくても、学生が自身の気がかり（情報）を手がかりにして意味ある重要情報に着
目でき、自身で学修の方向性を確かめ理解を深めていくことができるような学び方を提案していき
たいと思います。

　皆さん自身の患者に対する「気がかり」を手がかりにして、看護を導く出す手立てを考えていき
ましょう。

4　看護過程と関連図：そこでの思考の流れ

　ここまで、看護過程において対象を理解し、看護を導き出すことについて述べてきました。看護
過程の展開に当たっては関連図を描くことも多いのではないかと思います。関連図は基本的に看護
過程のアセスメント（情報収集と情報の解釈・分析・判断）と同じものです。関連図では対象の状
況を正しく理解するために対象の情報（状況）を、因果関係をとらえて関連づけていきます。

　関連図のなかでも病態関連図は、その患者の病態を手がかりに患者の全体像をとらえていこうと
するものです。病態関連図では、本来の正常な形態や機能がどのように変化したのかをその程度と

ともにとらえていきます。さらにその変化はどのような性質のものなのかを掘り下げていきます。

　つまり、解剖学と生理学と病理学を組み合わせて展開していきます。たとえば、心筋梗塞とは、心臓の栄養血管である冠動脈（解剖学）に、狭窄や閉塞（梗塞：病理学）が生じたことで血流量が下がり、心筋が虚血状態になり壊死し、心臓が働かなくなった状態ですから、これにその人の狭窄や閉塞の部位や程度、血流量の程度、壊死の範囲などを加味して、展開します。これら展開の過程で、患者さんの症状や訴え、治療や処置の意味がわかり、患者さんの理解が進みます。

　疾患ではなく症状に着目して、その症状のメカニズムを解き明かす症状関連図もあります。病名が不明であってもその症状の起こる原因、メカニズムを手がかりに対象理解を深めていこうとするものであり、現状に適用させやすいかもしれません。

　病態関連図、症状関連図、いずれにしてもその疾患や症状の原因、成り立ちを明らかにしていくことで、患者さんに起こっていることの意味を理解しようとするものです。関連図を書き終えると患者さんの全体像が一目でわかります。ただ、作成過程では、メカニズムから整理していく思考の流れのものと、今回提案している現場での患者への気がかりからさらに情報収集を進めてその原因に行き着く、意味がわかるという思考の流れとは異なります。

---

5 看護師の思考に基づいた症状関連図

　本書で提示する関連図は、皆さんが現場でとらえた患者さんへの気がかりからさらに情報収集を進めてその原因に行き着く、意味がわかっていくプロセスを示そうとした症状関連図です。

　たくさんの症状がありますから、気がかりが何（何の症状）なのか、まず気がかりとなった症状の定義を確認することが大事です。その症状の定義を知ることで、ある程度原因を絞ることができる症状があります。たとえば、尿失禁や睡眠障害などがこれに該当します。一方で、気がかりになったことについて、その後どのように情報取集していけば手がかりが得られるのか迷うような症状が多々あります。たとえば、頻脈〈動悸〉や浮腫、意識障害などがこれに該当します。

　これらの症状（気がかり）を掘り下げていくための手がかりとなるのは、気がかりに続く情報収集です。情報となる事実は無限にあります。看護における情報はその無限にある事実のなかから、対象に必要な看護を判断していく過程で看護の目的に照らして選択（収集）されるものです。最初の着目情報（気がかり）の次に収集するべき情報を判断するには知識や経験の差が影響します。看護学生の皆さんにとっては、ここに難しさがあります。逆に言えば、最初の着目情報（気がかり）の次に収集するべき情報に適切に行き着くことができれば、その症状が何によって引き起こされ、関連する器官系にどのような形態変化や機能変化が起こっているのかを理解することができます。そして、その先に適切な看護が見えてきます。そしてこの考え方は、看護師が現場で活用している思考力法に沿ったものだと思います。

　気がかり（症状）を手がかりに、必要情報を収集して看護援助を導き出していくに当たって、その気がかりが、患者理解の枠組みのどの位置に属するのかを知っておくことは、全体像を整理する際に役立ちます。これらの考え方に基づく関連図は、おおむね**図1-3**、**図1-4**の2つの基本パターンで示すことができます。

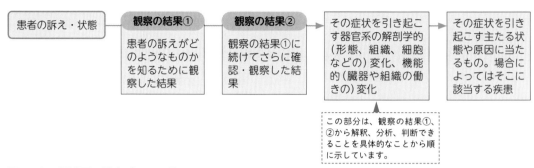

図1-3　関連図の基本パターン①

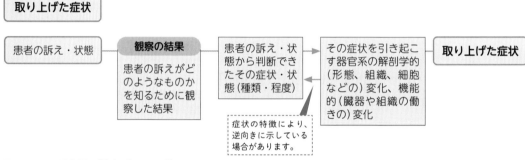

図1-4　関連図の基本パターン②

📖 引用・参考文献
1）茂野香おる他：基礎看護技術Ⅰ，系統看護学講座 専門分野 基礎看護学［2］，p.275，医学書院，2023
2）杉野佳江編：看護技術の展開過程（看護技術実践の原理），標準看護学講座 基礎看護学2 基礎看護技術 看護技術の展開，金原出版，1998

第 2 章

症状関連図

本書で取り上げた症状

　今回、取り上げた13の症状は、松木の「生活統合体モデル」[1]を参考にしています。これは看護がかかわる人間の生活行動を10の生活行動様式に集約したもので、7つの生理的な行動様式と、3つの精神的・社会的な行動様式からなっています（**表2-1**）。

　松木の生活統合体モデルは、人の生活行動に焦点を当てた枠組みであり、看護の中心である患者の生活という視点をより意識できるものになっています。

　『松木の生活行動様式の枠組みによるデータベースの指針と看護診断類型』をもとに身体的統合のための行動様式の7つのうちから、日常的に遭遇しやすいと考えられる症状を、その表現の仕方とともに検討し、11症状を選択しました。さらに日常的にみられる症状として⑫倦怠感、⑬浮腫を加え、全部で13症状を取り上げています（**表2-2**）。

📖 引用文献
1）松木光子：看護診断の実際−考え方とケーススタディ，改訂第2版，南江堂，1997

症状関連図の構成と特徴

　症状関連図の構成と特徴を＜浮腫＞の症状を例に、以下に示します。

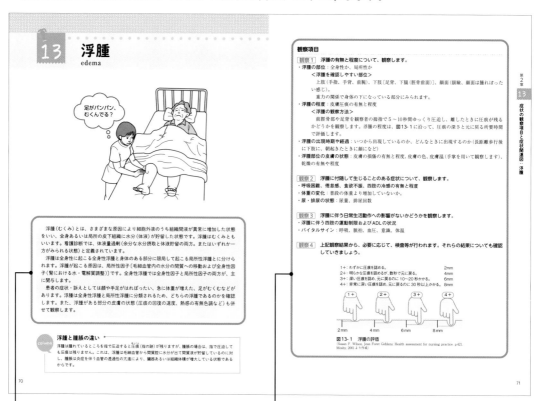

その症状の解説文です。症状の定義や概要を記載しています。その症状を理解するためのポイントがわかります。

症状を確認できたら、次に観察することを記載しています。
・観察項目は比較的優先順位が高い項目からあげています。
・項目によっては、観察方法を示しています。

表2-1　松木の看護観：生活統合体モデル

身体的統合のための 行動様式	精神的・社会的統合の ための行動様式
1．呼吸−循環−体温調節	8．自己像−自己実現
2．栄養−代謝	9．健康認識−健康管理
3．排泄	10．役割−関係
4．活動−休息	
5．皮膚-粘膜の保全	
6．性−生殖	
7．感覚−知覚−伝達	

(松木光子：看護診断の実際―考え方とケーススタディー，改訂第2版，南江堂，1997)

表2-2　日常的に遭遇しやすい症状

1．呼吸−循環−体温調節	①呼吸困難 ②脈拍異常…動悸 ③体温の異常 (発熱)
2．栄養−代謝	④食事摂取量の過不足 　…やせ (るいそう)
3．排泄	⑤排尿異常…尿失禁 ⑥排便異常…便秘
4．活動−休息	⑦身体可動性障害 ⑧睡眠障害
5．皮膚−粘膜の保全	⑨皮膚・粘膜の障害…褥瘡
7．感覚−知覚−伝達	⑩疼痛 ⑪意識障害
その他	⑫倦怠感 ⑬浮腫

患者さんの観察の結果をたどっていくことで、その患者さんに起こっている症状の原因 (関連する器官系の形態変化や機能変化が明らかになります。

患者さんの訴え

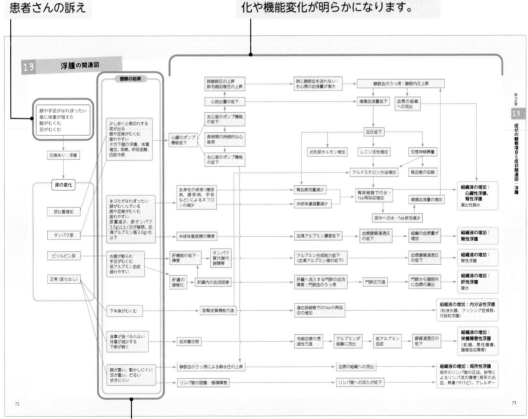

観察項目に沿って行った結果が、関連図にある「観察の結果」につながります。

1 呼吸困難
dyspnea

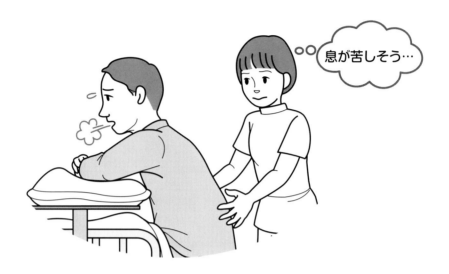

息が苦しそう…

　呼吸困難とは、自分の呼吸に際して感じる苦痛や、努力を必要とする不快感で、息苦しい、息ができない、息が止まりそうなどと表現されます。多くは呼吸器疾患で起こりますが、心疾患や神経・筋疾患、代謝疾患、血液疾患などの病態でも起こります。

　呼吸困難は経過からみると、急激に起こるもの、前駆症状があってから短時間のうちに起こるもの、日常生活の中で徐々に起こるものがあります。また、本人が言葉で訴えることができない場合や軽度な訴えであっても、身体の状態は急いで医療的処置が必要な場合があります。自覚症状だけでなく、経過を把握し、客観的データを細かく観察することで、目の前で起こっている呼吸困難のメカニズムを理解し、根拠のある看護を導くことができます。

　呼吸困難は、感覚的、心理的な要素もあり主観的な症状であることから、その感じ方には個人差が大きく、その人にとっては、直接死への恐怖を感じる症状でもあり、身体的、心理的側面からの援助が必要なことを理解しておきましょう。

フィジカルアセスメント physical assessment

皆さんは、すでにフィジカルアセスメントについて学習されていると思います。フィジカルアセスメントの基本を覚えていますか。フィジカルアセスメントに必要なのは、①主観的情報（subjective data）と、②客観的情報（objective data）ですね。情報は、まず①の主観的情報を得るために、対象者がどのように感じているか、問診から始めます。次に、客観的情報をフィジカルイグザミネーションの技術を用いて得ていきます。その技術にも意味ある順序がありましたね。視診→触診→打診→聴診の順番で行います。腹部の観察では視診の後に触診になります。呼吸困難に関する観察も、この基本に則り、問診と視診で、苦しさを感じていないか、苦しそうにしていないか、息がゼーゼー、あるいはゴロゴロしていないか、どのような体位でいるのかなど、呼吸の全体を観察することからはじめましょう。呼吸の変化は、生命に直結する重要な観察です。観察内容から、緊急性の判断もできるようにしましょう。

表1-1　修正MRC (mMRC) 息切れスケール質問票

グレード0	激しい運動をした時だけ息切れがある
グレード1	平坦な道を早足で歩く、あるいは緩やかな上り坂を歩くときに息切れがある
グレード2	息切れがあるので、同年代の人よりも平坦な道を歩くのが遅い、あるいは平坦な道を自分のペースで歩いている時、息切れのために立ち止まることがある
グレード3	平坦な道を約90mあるいは数分歩くと息切れのために 立ち止まる
グレード4	息切れがひどく家から出られない、あるいは衣服の着替えをするときにも息切れがある

表1-2　Borgスケール

段階	呼吸困難の程度
0	全く感じない
0.5	ごくごく軽い (やや感じる程度)
1	ごく軽い
2	少し
3	中等度
4	やや強い
5	強い
6	とても強い
7	
8	
9	非常に強い (ほぼ最大)
10	最大に強い
1	開眼しない

・患者が自覚する呼吸困難の程度を10段階に分ける。
・重症度や治療効果の判定などに用いられる。

観察項目

観察1　呼吸の状態を観察します。

①息苦しさを感じていないか

息苦しさを感じているとしたら、いつからか、どのようなときに悪化するのかも確認しましょう。呼吸困難の重症度を評価する方法として、修正MRC (mMRC modified medical research council dyspnea scale) 息切れスケール質問票 (**表1-1**) やBorgスケール (**表1-2**) があります。

②どんな呼吸をしているか (全体的な様子)

安楽な呼吸は、規則的で静かで穏やかです。鼻翼が広がったり、口呼吸になっていたり、鎖骨上窩が陥没して呼吸に努力を要していないか、ゼーゼー、ゴロゴロなどの音がしていないかなど、呼吸の様子を観察しましょう。

③どんな呼吸をしているか (呼吸のパターンと胸郭の状態の観察)

・呼吸に伴う胸郭の動きは左右対称か
・呼吸のリズムと呼吸数 (成人では12〜20回／分)
・吸気：呼気：休息期の割合 (成人では1：1.5：1)
・補助呼吸筋の活用状況

④SpO₂ (動脈血酸素飽和度)

SpO₂で、PaO₂ (動脈血酸素分圧) を推定することができます。すなわち、SpO₂ 98％でPaO₂は100mmHg以上ですが、SpO₂ 90％では、PaO₂は60mmHgということになり、呼吸不全の状態です。

⑤呼吸音

気管呼吸音、気管支呼吸音、気管支肺胞呼吸音、肺胞呼吸音の聴取部位で、左右対称に正常に呼吸音が聴取できるか、副雑音の有無と種類を聞き分けます。

観察2　呼吸の状態とともに、他のバイタルサインの状態についても観察します。

・脈拍、血圧、意識、体温の変化

観察3　呼吸困難に伴って生じやすい症状について観察します。

・咳、痰、喘鳴、狭窄音、嗄声、胸部圧迫感、胸痛、動悸、胸内苦悶、冷感、チアノーゼ、発汗、頭痛、意識障害、不安、恐怖

観察4　客観的な情報として、検査についても情報を得るようにしましょう。

・動脈血ガス分析、血液検査、胸部X線検査、心電図、肺機能検査

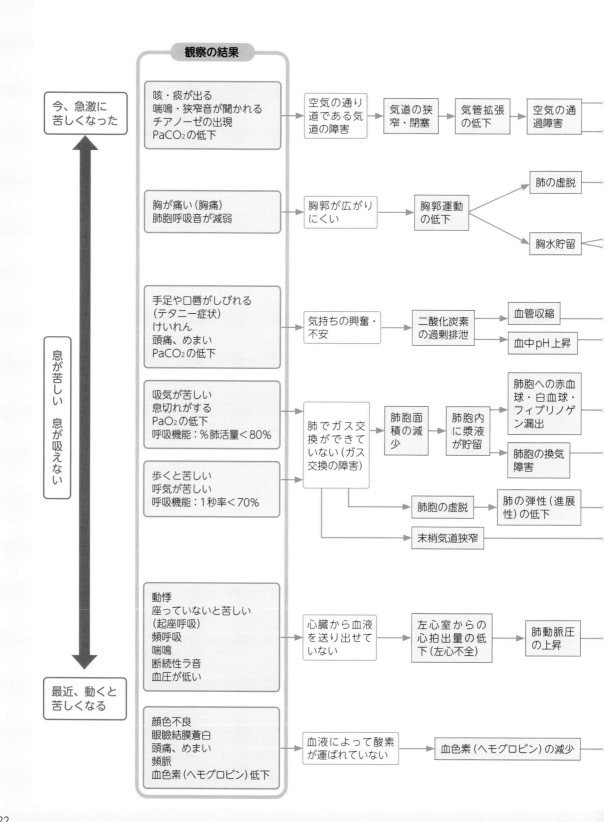

観察の結果

今、急激に
苦しくなった

咳・痰が出る
喘鳴・狭窄音が聞かれる
チアノーゼの出現
PaCO₂の低下

空気の通り
道である気
道の障害

気道の狭
窄・閉塞

気管拡張
の低下

空気の通
過障害

胸が痛い（胸痛）
肺胞呼吸音が減弱

胸郭が広がり
にくい

胸郭運動
の低下

肺の虚脱

胸水貯留

手足や口唇がしびれる
（テタニー症状）
けいれん
頭痛、めまい
PaCO₂の低下

気持ちの興奮・
不安

二酸化炭素
の過剰排泄

血管収縮

血中pH上昇

息が苦しい　息が吸えない

吸気が苦しい
息切れがする
PaO₂の低下
呼吸機能：％肺活量＜80％

歩くと苦しい
呼気が苦しい
呼吸機能：1秒率＜70％

肺でガス交
換ができて
いない（ガス
交換の障害）

肺胞面
積の減
少

肺胞内
に漿液
が貯留

肺胞への赤血
球・白血球・
フィブリノゲン
漏出

肺胞の換気
障害

肺胞の虚脱

肺の弾性（進展
性）の低下

末梢気道狭窄

動悸
座っていないと苦しい
（起座呼吸）
頻呼吸
喘鳴
断続性ラ音
血圧が低い

心臓から血液
を送り出せて
いない

左心室からの
心拍出量の低
下（左心不全）

肺動脈圧
の上昇

最近、動くと
苦しくなる

顔色不良
眼瞼結膜蒼白
頭痛、めまい
頻脈
血色素（ヘモグロビン）低下

血液によって酸素
が運ばれていない

血色素（ヘモグロビン）の減少

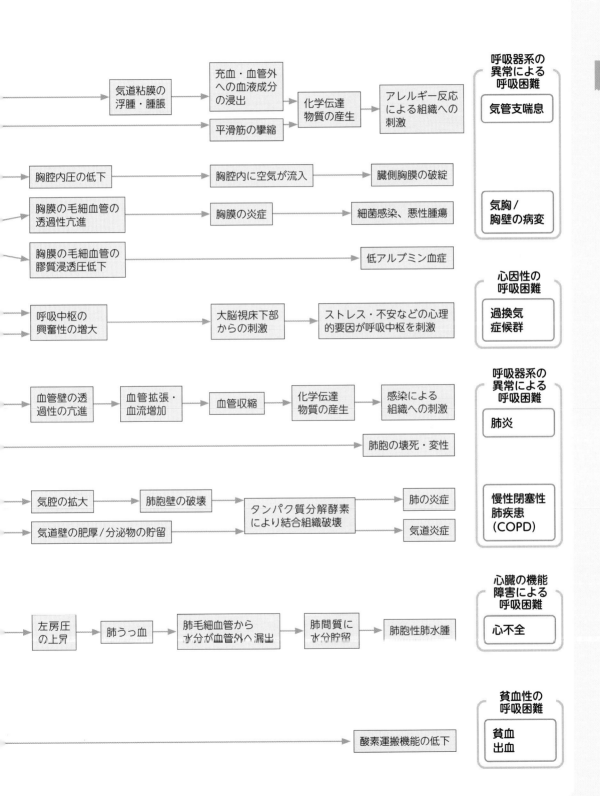

2 動悸
palpitation

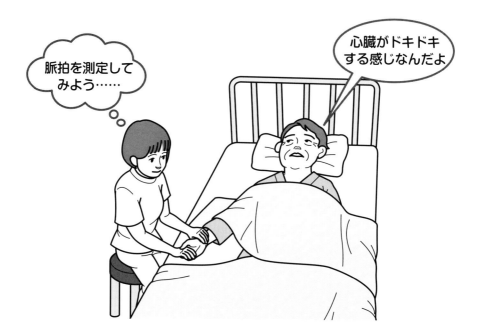

　動悸とは普段は感じることのない心臓の鼓動を感じる状態で、心拍動に一致して生じる不快な自覚症状であり、心臓の拍動が、強くなったり、リズムが不規則になることによって意識し、不快感、違和感を覚える状態をいいます。心悸亢進と同じ意味で用いられます。

　動悸には、運動や精神的なストレスによってみられる生理的な反応としての動悸と、心疾患あるいは循環器系以外の疾患の症状としての動悸があります。心臓が原因で息切れが出てきた場合は心臓の治療が必要になります。よくみられるのは心不全です。これは心臓が血液を全身に送れなくなっているため、酸素を含んだ血液が全身に届かなくなっているためです。

　動悸は本人の主観的な症状であることや原因もさまざまなため、疾患の重篤さと必ずしも一致するものではありません。そのため、緊急性が高く生命の危険を伴うものなのかの判断が重要です。

　心臓は命にかかわるため、動悸を自覚すると不安な気持ちになりがちです。このため、できるだけリラックスできるよう環境を整え、静かな状態で訴えを聞くなどの援助が必要です。

観察項目

観察1　脈（心臓の拍出状態）を観察します。

・脈拍数（心拍数）の変化：心拍数とは1分間の心臓の収縮数のことで、脈拍数として観察することができます（表2-1）。脈拍数が増えても減っても、動悸として自覚されます。

表2-1　正常の脈拍数

新生児	130～140回/分
乳児	120～130回/分
幼児	90～120回/分
学童	90～80回/分
成人	80～60回/分

- 脈（心拍）のリズムの変化：心拍動のリズムはほぼ規則正しいリズム（整脈）を保っていますが、異常時には、頻脈、徐脈、結滞といったリズム異常（不整脈）として現れます。
- 脈（心拍）の強さの変化：心拍動の強さは、1分間に心臓から全身に送り出される血液量（心拍出量）と関係します。心拍出量が多い場合は脈圧（最高血圧と最低血圧の差：脈圧）が大きくなり脈は大きく触れ（大脈）、少ない場合は小さく触れます（小脈）（表2-2）。動脈硬化症で血管の弾力が低下した場合、血管の緊張が高いため脈はかたく触れ（硬脈）、低血圧の場合はやわらかく触れます（軟脈）。

表2-2　脈拍の異常

	分類	特徴
脈拍の速さ	頻脈	脈拍数が100回/分以上
	徐脈	脈拍数が60回/分未満
脈拍の性質	大脈	大きく、強く、過動な脈
	小脈	ふり幅が狭い脈拍
	硬脈	緊張して硬く感じられるような脈
	軟脈	柔らかく感じられる脈

観察2　動悸に伴って生じる末梢循環の状態を観察します。
- 息切れ（労作時・安静時）、前胸部不快感、胸痛
- 冷感、顔面蒼白
- 頭痛、めまい、立ちくらみ
- 意識レベルの低下：循環動態の変化により、脳血流が低下します。

観察3　全身の循環状態を観察します。
- 循環状態：血圧の上昇・低下、頸動脈怒張（右心房に血液がうっ滞し、静脈還流の障害が起こっている状態）。

観察4　動悸を引き起こす因子について観察します。
- 不安感、倦怠感、易疲労感など
- 発熱、咳嗽などの呼吸症状
- 薬剤の使用の有無と内容
- 甲状腺機能、貧血、血糖値など

column 刺激伝導系 •

　心臓は収縮と拡張を繰り返しながら全身の血液を送り出すポンプの働きをしています。この心臓の規則正しい動きを生み出すのは、心臓自身が出す電気的刺激です。発生した電気的刺激は決められた通り道を伝わり、心臓全体に伝えられます。その通り道のことを刺激伝導系といいます（図2-1）。洞房結節で発生した電気的刺激は、結節間伝導路→房室結節→ヒス束→左脚、右脚→プルキンエ線維を通り、心室に伝えられます。しかし、何らかの原因によって電気的刺激が正しく伝わらないと、心拍数が増減したり、規則正しい心臓のリズムが乱れたりして、動悸を自覚するのです。この刺激伝導系の異常による心臓のリズムの異常が、不整脈です。

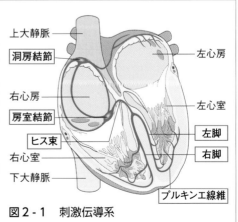

図2-1　刺激伝導系

観察の結果①	観察の結果②		

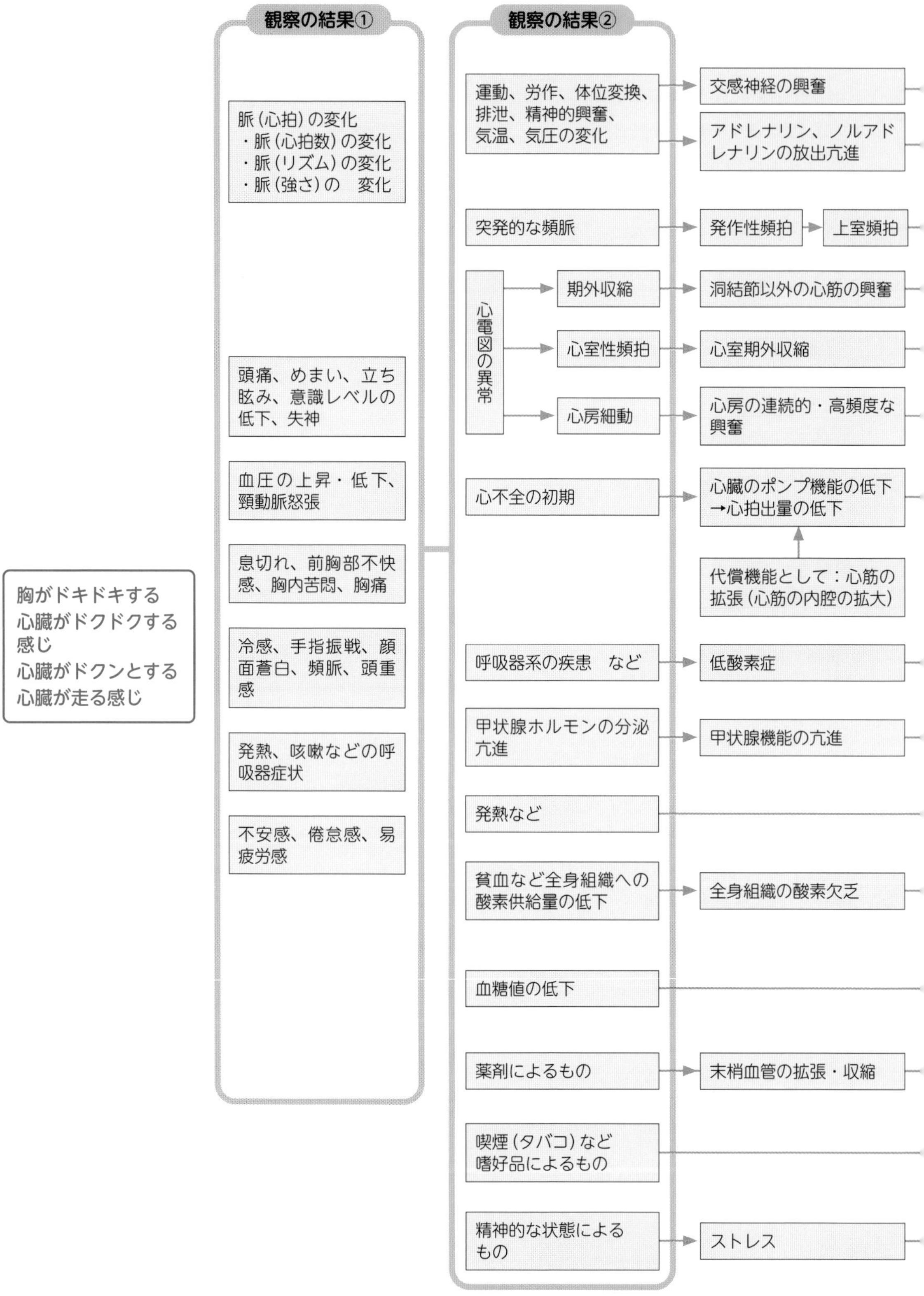

胸がドキドキする
心臓がドクドクする
感じ
心臓がドクンとする
心臓が走る感じ

観察の結果①

脈（心拍）の変化
・脈（心拍数）の変化
・脈（リズム）の変化
・脈（強さ）の　変化

頭痛、めまい、立ち眩み、意識レベルの低下、失神

血圧の上昇・低下、頸動脈怒張

息切れ、前胸部不快感、胸内苦悶、胸痛

冷感、手指振戦、顔面蒼白、頻脈、頭重感

発熱、咳嗽などの呼吸器症状

不安感、倦怠感、易疲労感

観察の結果②

運動、労作、体位変換、排泄、精神的興奮、気温、気圧の変化 → 交感神経の興奮
→ アドレナリン、ノルアドレナリンの放出亢進

突発的な頻脈 → 発作性頻拍 → 上室頻拍

心電図の異常
→ 期外収縮 → 洞結節以外の心筋の興奮
→ 心室性頻拍 → 心室期外収縮
→ 心房細動 → 心房の連続的・高頻度な興奮

心不全の初期 → 心臓のポンプ機能の低下→心拍出量の低下

代償機能として：心筋の拡張（心筋の内腔の拡大）

呼吸器系の疾患　など → 低酸素症

甲状腺ホルモンの分泌亢進 → 甲状腺機能の亢進

発熱など

貧血など全身組織への酸素供給量の低下 → 全身組織の酸素欠乏

血糖値の低下

薬剤によるもの → 末梢血管の拡張・収縮

喫煙（タバコ）など嗜好品によるもの

精神的な状態によるもの → ストレス

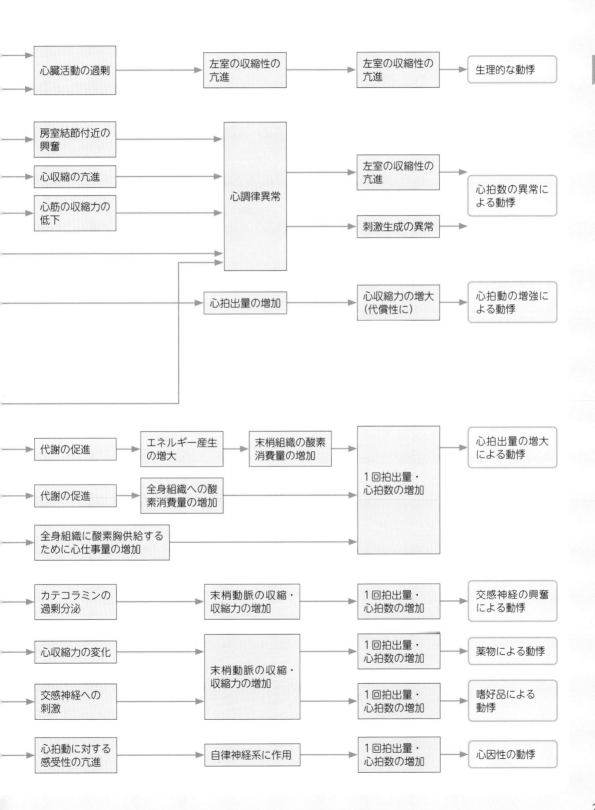

3 発熱
pyrexia

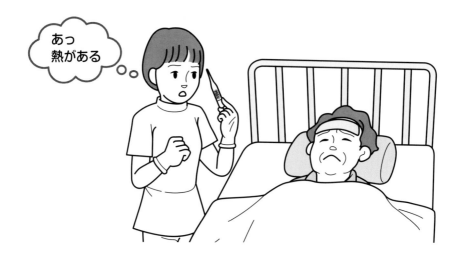

　発熱とは、体温調節中枢の働きの異常で、体温が高くなった状態をいいます。

　体温調節中枢は2つあり、どちらも間脳の視床下部に存在します。前視床下部にある温中枢（温熱放散中枢）は熱の放散を増加させ体温の上昇を防ぐように反応します。一方、後視床下部にある冷中枢（温熱産生中枢）は熱の産生を増加させ、体温の下降を防ぐように反応します。

　体温調節レベルは、通常は、正常（平熱）のレベルに設定（セット）されており、そのレベルで体熱の産生と放散のバランスは平衡に保たれています。

　何らかの原因によって、体温調節レベルが高値にセットされると、身体は体熱の産生を高め、放散を抑制するように反応しそのセットされた温度まで体温を上昇させようとします。これらにより、体温が上昇し高いレベルでセットされた値になった状態が発熱です。このときの体熱の産生と放散のバランスは、高いレベルでセットされた値で平衡になっています（図3-1）。

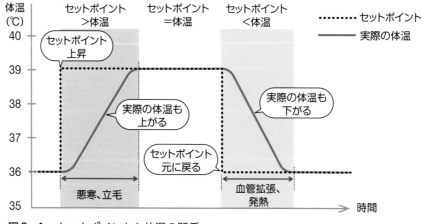

図3-1　セットポイントと体温の関係

観察項目

観察1 発熱の程度や熱型など、発熱そのものの状況や性質、経過をまず観察します。

・発熱の程度：成人の腋窩温は、36.0〜37.0℃未満ですが、個人差も大きく、平常時の腋窩温が、37.0℃以上の人もいます。平常時の体温と測定時の体温を比較して、発熱の程度を判断します。平常時より1℃以上高い場合、その人にとって熱がある状態といえます。

・発熱の程度の区分
平熱：36.0〜37.0℃未満
軽熱（微熱）：37.0〜38.0℃未満
中等度熱：38.0〜39.0℃未満
高熱：39.0℃以上

・発熱の時期・時刻、持続時間
・熱型（図3-2）：体温の変動の仕方（体温の変動の幅、日内変動の仕方）
・平常時の体温

観察2 体温以外のバイタルサインの状況を観察します。

◆発熱によって、体温以外のバイタルサインの状態も変化します。重症度や緊急度を判断するためにも、体温以外のバイタルサインの観察をしっかりと行います。
・脈拍・心拍数：体温1℃の上昇で8〜10回/分程度の増加がみられます。
・呼吸数：発熱により代謝が亢進します。体温が1℃上昇するごとに代謝は13％増加します。酸素消費量が増えるので、それに伴って脈拍数も呼吸数も増加します。血流速度も上昇します。
・血圧：発熱時、身体は熱を放散しようとするため血管は拡張します。そのため、発熱時には一般的に血圧は低下します。
・意識状態：意識状態の低下は、生命の危機的状況になる場合もあり、発熱時の意識状態の観察は、重症度や緊急度を判断するための情報になります。

観察3 発熱に伴う症状を観察します。以下に代表的なものを示します。

・全身症状：悪寒（寒気）、ふるえ（戦慄）、熱感、脱水症状（口渇、皮膚・粘膜の乾燥）、倦怠感、意識状態、けいれん
・消化機能低下に関連する症状：食欲不振、悪心・嘔吐、腹痛、下痢・便秘
・局所症状：頭痛、頭重感、めまい、筋肉痛・関節痛、集中力の低下、頻尿、残尿感、咳・痰、胸痛

観察4 上記観察や診察の結果から原因探索のための各種検査が行われます。その結果を確認していきましょう。

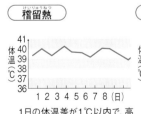

稽留熱

1日の体温差が1℃以内で、高熱（通常38℃以上）が持続する。主な疾患：大葉性肺炎、腸チフスの極期、栗粒結核、髄膜炎

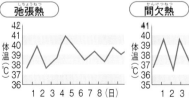

弛張熱

1日の体温差が1℃以上変動するが、37℃以下にはならない。主な疾患：化膿性疾患、敗血症、腸チフスの解熱期、ウイルス性疾患、悪性腫瘍、肺結核

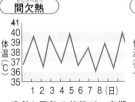

間欠熱

高熱と平熱の状態が一定期間をおいて交互に出現。体温差が大きい。主な疾患：マラリア、回帰熱

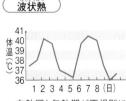

波状熱

有熱期と無熱期が不規則に繰り返す熱。主な疾患：ブルセラ、マラリア、ホジキン病、腎結石、胆道閉鎖など

図3-2 熱型の種類

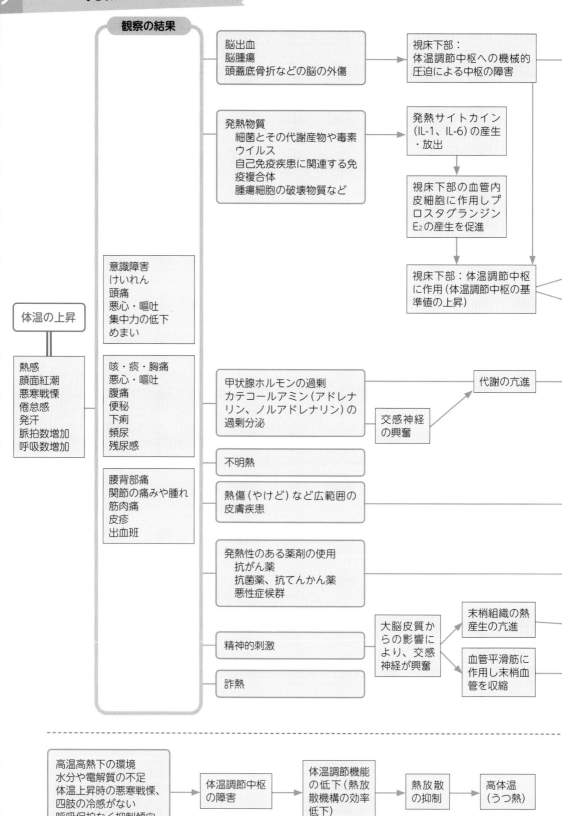

観察の結果

| | 脳出血
脳腫瘍
頭蓋底骨折などの脳の外傷 | 視床下部：
体温調節中枢への機械的
圧迫による中枢の障害 |

発熱物質
　細菌とその代謝産物や毒素
　ウイルス
　自己免疫疾患に関連する免
　疫複合体
　腫瘍細胞の破壊物質など

発熱サイトカイン
(IL-1、IL-6) の産生
・放出

視床下部の血管内皮細胞に作用しプロスタグランジンE₂の産生を促進

視床下部：体温調節中枢に作用（体温調節中枢の基準値の上昇）

意識障害
けいれん
頭痛
悪心・嘔吐
集中力の低下
めまい

体温の上昇

熱感
顔面紅潮
悪寒戦慄
倦怠感
発汗
脈拍数増加
呼吸数増加

咳・痰・胸痛
悪心・嘔吐
腹痛
便秘
下痢
頻尿
残尿感

甲状腺ホルモンの過剰
カテコールアミン（アドレナリン、ノルアドレナリン）の過剰分泌

交感神経の興奮

代謝の亢進

不明熱

熱傷（やけど）など広範囲の皮膚疾患

腰背部痛
関節の痛みや腫れ
筋肉痛
皮疹
出血班

発熱性のある薬剤の使用
　抗がん薬
　抗菌薬、抗てんかん薬
　悪性症候群

精神的刺激

大脳皮質からの影響により、交感神経が興奮

末梢組織の熱産生の亢進

血管平滑筋に作用し末梢血管を収縮

詐熱

高温高熱下の環境
水分や電解質の不足
体温上昇時の悪寒戦慄、
四肢の冷感がない
呼吸促拍なく抑制傾向

→ 体温調節中枢の障害

→ 体温調節機能の低下（熱放散機構の効率低下）

→ 熱放散の抑制

→ 高体温（うつ熱）

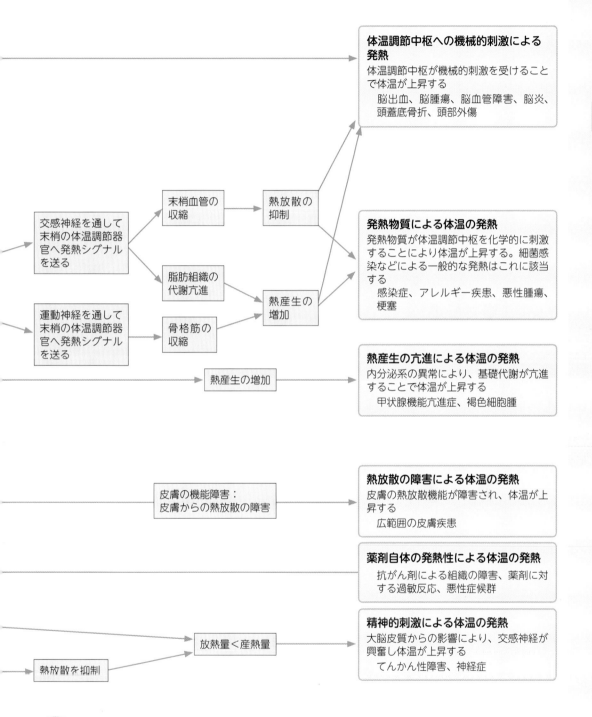

うつ熱

column

うつ熱の場合は体温調節レベルは正常（平熱）のままで、体熱の放散と産生のバランスがとれず、体内に熱がこもってしまった状態で、熱の産生＞熱の放散になっています。通常の発熱とは異なります。高温・高湿・無風環境下での体温調節中枢の障害により、体温調節機構の低下や未熟により、熱放散が障害され、体温が上昇します（熱射病、日射病）。また、高温、高湿度の環境では、熱放散が抑制されることにより体温が上昇します〔心不全（循環障害による体温の放熱不全）、熱中症、うつ熱〕。

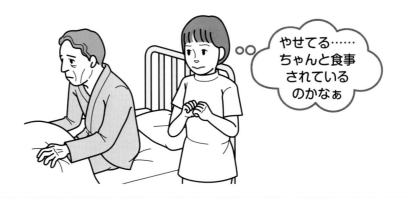

4 やせ
emaciation

やせ（るいそう）とは、体組成（脂肪・筋肉）が減少している状態をいいます。体格指数（BMI：body mass index）を参考にすると、やせの判定はBMIが18.5未満です。ただし、一般的に治療の対象として考えられるのは、標準体重20％以上の減少がある場合や6か月にわたり体重の5％または5kgを超える体重減少がある場合です。

体重は、エネルギー摂取とエネルギー消費のバランスで変化します。体重減少はエネルギー摂取量が減ったか、エネルギー消費量が増えたかよって生じます。また、体重は浮腫などによる体重増加により、本来の体重減少がおおい隠されていることがあるので、注意が必要です。

やせには体質的なやせや、意識的な食事摂取量によるやせ、過少な食事摂取量（摂取量は少ないが空腹の訴えなし）と多大なる運動量が合わさったもの、たとえば、やせ願望があり、拒食傾向、盗み食い、異常なまでの運動へのこだわり、体重や体型へのゆがんだイメージ、体重増加への嫌悪などによるやせがあります。そのほか、社会的・経済的・環境的に食事摂取量が制限されるなどのように身体機能には異常がないのに生じる単純性やせがあります。

ここでは、重要と考えられる比較的急速に生じる意図しない体重減少を扱います。

観察項目

観察1　やせの有無と程度を判断するために、体格や身体のバランスを観察します。
・体重、身長、腹囲、胸囲、皮下脂肪厚、体脂肪率
・体重減少の程度と時期（期間）
◆身長や体重をもとに、体格指数BMIや標準体重を算出し、やせの有無や程度を判定します。
　　BMIの計算式　$BMI = 体重（kg）／身長（m）^2$

観察2　食事摂取量など、エネルギーや栄養摂取の状態を観察します。
・食事摂取量、摂取内容とその変化
・水分摂取量
・食欲の有無、空腹感の有無
◆栄養状態の判断に使われるアセスメントツールとして、主観的包括的栄養評価（subjective global assessment：SGA、表4-1）と、客観的栄養評価（objective data assessment：ODA）があります。SGAで栄養障害がありと判定された場合やSDAができない場合にはODAを実施します。ODAには、身体計測や血液検査データなどが含まれています。

観察3 摂取した食事などを処理する器官系や、その過程で生じる症状について観察します。
- 歯牙、咀嚼、嚥下の状態、消化器系の形態の変化の有無、内容
- 消化器系の状況：消化・吸収能力
- 消化器系の症状：悪心、嘔吐、もたれ感、味覚・嗅覚の変化、腹痛、腹部不快感、下痢、便秘などの症状の有無と程度

観察4 自分で食事を摂取できるかどうかについて観察します。
- 摂食動作：上肢・手指、関節、姿勢
- 感覚器（視覚・聴覚・温覚・触覚）の状態
- 認知機能、覚醒状態

観察5 運動量など食事以外の日常生活状況について観察します。
- 日常生活動作の状態：移動、排泄動作、整容、更衣・清潔保持、休息などの程度、変化を観察します。
- 身体活動レベル
- 倦怠感、疲労感、めまい、ふらつき、筋力低下の自覚、有無と程度
- 消化器症状以外の身体的苦痛の有無と程度
- 精神活動：ストレスや不安の有無・程度など

観察6 客観的に示す検査データについても確認します。
◆血液検査、血清電解質、血清タンパク質や血清脂質などの生化学検査、内分泌機能検査など、上記観察や診察の結果から原因探索のための検査が行われます。

表4-1 主観的包括的栄養評価（SGA）の評価項目

体重変化	過去6か月間と2週間の体重変化を聞きとる。6か月間にわたる体重減少は、慢性的進行性症状が食生活の変化によるもの、短期間（2週間）での体重減少は栄養不良の危険性が高い。
食物摂取量の変化	聞きとりにより食物摂取状況を把握し、摂取カロリーやタンパク量を推測する。疾病の発生により食物摂取習慣に変化がある場合は、栄養不良の危険性が高い。
消化器症状	15日間以上、消化器症状が認められる場合は、栄養不良を伴う危険性が高い。持続的な嘔吐や下痢に加え、食欲不振や吐き気が伴う場合も栄養不良の危険性が高い。
身体機能	毎日の身体活動について聞きとる。身体活動だけでなく、運動意欲も低下している場合は、栄養不良による体力低下が考えられる。また、筋肉量の減少も推測できる。
疾患と栄養必要量の関係	疾病が発生すると、ストレスにより身体栄養必要量が高くなる。
身体状況	筋肉や脂肪の喪失、浮腫、腹水や褥瘡の有無などをみて、栄養不良の危険性を推測する。浮腫や腹水は他の疾患の徴候でもある。

（任和子 他：基礎看護技術II，系統看護学講座 専門分野 基礎看護学[3]，p.29，医学書院，2021より改変）

column

食欲と空腹感

食欲とは、食物を摂取したいという欲求です。すべての高等生物に存在し、新陳代謝を維持するために必要なエネルギーを取り入れるのに役立ちます。食欲は、消化管、脂肪組織および脳の相互作用により調節されています。
空腹感は、血糖値の低下によって起こります。脳のエネルギー源であるグルコースが血液中に不足すると、エネルギーの不足による活動レベルの低下を防ぐため、空腹感としてサインを出し、食欲を増進させて、エネルギー補給を促しています。

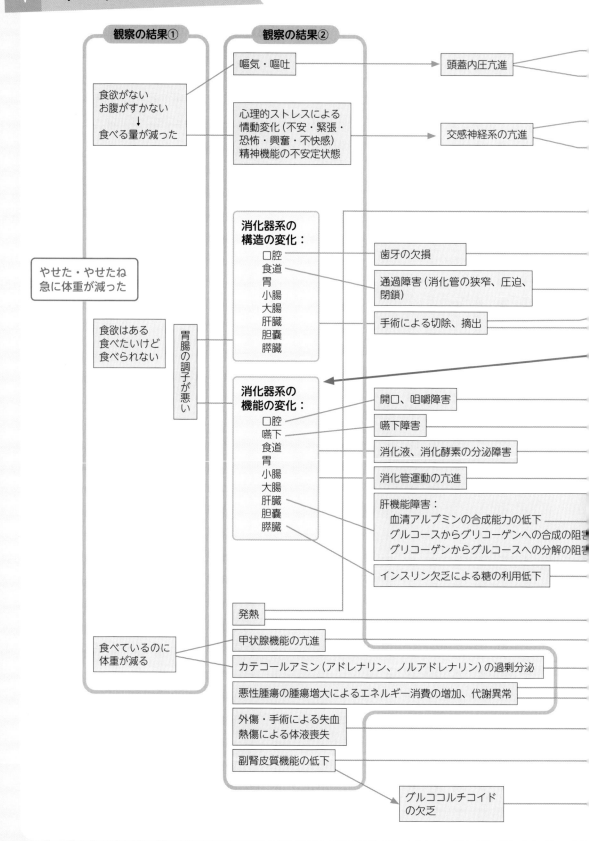

観察の結果①	観察の結果②	

嘔気・嘔吐 → 頭蓋内圧亢進

食欲がない
お腹がすかない
↓
食べる量が減った

心理的ストレスによる
情動変化（不安・緊張・
恐怖・興奮・不快感）
精神機能の不安定状態 → 交感神経系の亢進

やせた・やせたね
急に体重が減った

消化器系の
構造の変化：
　口腔
　食道
　胃
　小腸
　大腸
　肝臓
　胆嚢
　膵臓

歯牙の欠損

通過障害（消化管の狭窄、圧迫、閉鎖）

手術による切除、摘出

食欲はある
食べたいけど
食べられない

胃腸の調子が悪い

消化器系の
機能の変化：
　口腔
　嚥下
　食道
　胃
　小腸
　大腸
　肝臓
　胆嚢
　膵臓

開口、咀嚼障害

嚥下障害

消化液、消化酵素の分泌障害

消化管運動の亢進

肝機能障害：
　血清アルブミンの合成能力の低下
　グルコースからグリコーゲンへの合成の阻害
　グリコーゲンからグルコースへの分解の阻害

インスリン欠乏による糖の利用低下

発熱

甲状腺機能の亢進

食べているのに
体重が減る

カテコールアミン（アドレナリン、ノルアドレナリン）の過剰分泌

悪性腫瘍の腫瘍増大によるエネルギー消費の増加、代謝異常

外傷・手術による失血
熱傷による体液喪失

副腎皮質機能の低下

グルココルチコイド
の欠乏

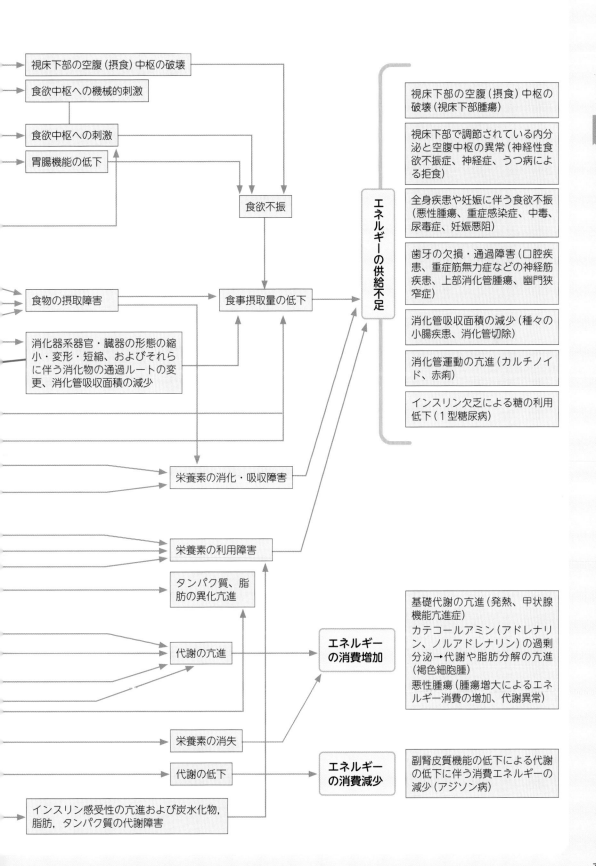

尿失禁
urinary incontinence

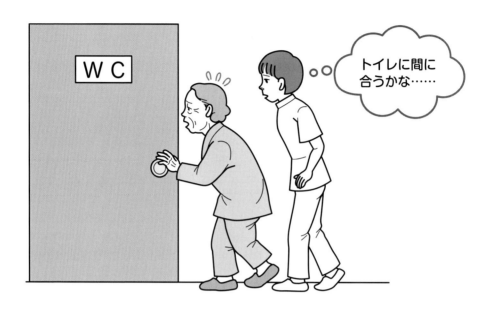

トイレに間に
合うかな……

尿失禁とは、自分の意思と関係なく不随意的に尿が漏れることをいいます。排尿は膀胱内に尿が貯留することで伸展受容器が刺激され、この刺激が脊髄から排尿中枢に伝わり、大脳からの刺激で排尿筋、内・外尿道括約筋が弛緩され腹圧をかけることにより行われます（図5-1）。尿失禁は、このメカニズムのどこが障害されても起こり、その起こり方により分類されていますので、分類から対象の尿失禁のメカニズムを理解しましょう。

また、尿失禁があることで生活の質（QOL）の低下や自尊心の低下、精神的ストレスの増強などにより社会活動にも大きく影響することから身体・精神・社会的側面の援助が必要です。

尿失禁の分類（2004年　尿失禁診療ガイドライン）

◆尿失禁は、その起こり方によって明確に分類できます。まずは、その分類について確認しましょう。

●**腹圧性尿失禁**：咳やくしゃみ、重いものを持ち上げる、走るような急な腹圧が加えられたときに膀胱の収縮を伴わずに尿が漏れる状態。
　・女性は、収縮不全や尿道の閉鎖機能が損なわれることで起こる。
　・男性は、前立腺手術後の括約筋障害で起こることがある。

●**切迫性尿失禁**：急に強い尿意により排尿が間に合わずに漏れてしまう状態。神経因性の排尿筋過活動が原因である。

●**溢流性尿失禁**：多量の残尿により常に尿が少しずつあふれ漏れる状態。

●**機能性尿失禁**：排尿機能障害以外で起こる尿失禁をいい、トイレ移動や動作ができないために、トイレ以外の場所で尿を漏らす状態。

●**反射性尿失禁**：尿意を伴わず、膀胱内に尿が溜まると膀胱収縮反射が不随意に引き起こされ、尿が漏れる状態。

観察項目

観察1 尿と排尿の状態を観察します。

・尿意知覚の有無

・排尿回数、排尿量、排尿時刻（間隔）

・性状

・残尿感の有無

表5-1　尿量の異常

異常尿	尿量
無尿	100mL/日/以下
乏尿	400mL/日以下
多尿	3,000mL/日以上

◆腎臓で生成された尿が排泄されるまでの経路を尿路（尿管、膀胱、尿道）といい、このいずれかに障害があると正常な排尿ができなくなります。

◆排尿は、膀胱内の尿が200～300mLを超えると膀胱内圧が上昇し、この刺激が大脳皮質を通って脊髄（仙髄）の排尿中枢に伝えられ尿意として感じます（図5-1）。

◆尿意によって膀胱の排尿筋、内・外尿道括約筋を弛緩させることで排尿に至ります。

観察2 尿漏れの程度を観察します。

・どのようなときにどれくらい漏れるか（頻度と量）。

観察3 尿漏れの随伴症状を観察します。

・**排尿時痛**：下腹部、尿道など痛みが生じる状態を聞きます。

・**発熱の有無**：発熱がみられる場合、尿路感染症をきたしていることがあります。

観察4 排泄行動について観察します。

・排泄行動の自立度（運動機能、認知機能）

・排泄時の体位

・排泄行動に影響を及ぼすその他の症状

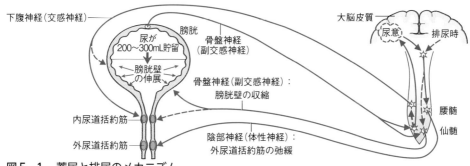

図5-1　蓄尿と排尿のメカニズム

蓄尿障害と尿排泄障害

排尿障害には膀胱に尿を溜めることができない蓄尿障害と、膀胱から尿を排泄することができない尿排泄障害に分けられます。

蓄尿障害：膀胱に尿を溜めることができなくなるため、頻尿、尿意切迫感、失禁（切迫性尿失禁または腹圧性尿失禁）などが生じます。脳血管障害や脊髄損傷などにより中枢神経が障害されると、排尿筋が不随意に収縮し、蓄尿障害が生じます（過活動膀胱）。また、尿道括約筋が十分に機能しない場合にも蓄尿障害が生じます。

尿排泄障害：前立腺肥大症、尿道狭窄、尿道結石、膀胱腫瘍などが原因で、下部尿路に生じた障害により排尿困難が生じます。また、排尿筋の活動が低下して膀胱を収縮させることが困難になり、排尿障害となります。糖尿病や直腸がん・子宮癌の術後、腰部椎間板ヘルニアなどにより、膀胱を支配する神経が障害されることが原因です。

尿失禁の関連図

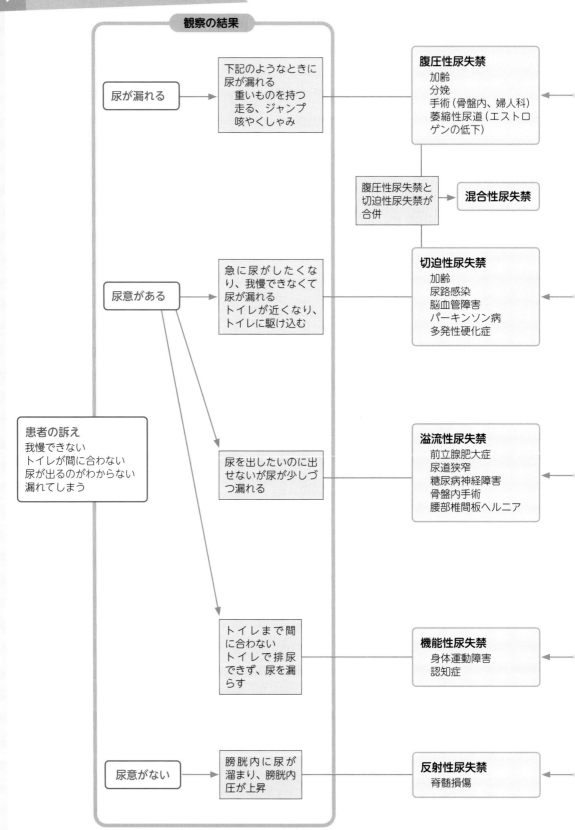

観察の結果

尿が漏れる

下記のようなときに
尿が漏れる
　重いものを持つ
　走る、ジャンプ
　咳やくしゃみ

腹圧性尿失禁
　加齢
　分娩
　手術（骨盤内、婦人科）
　萎縮性尿道（エストロ
　ゲンの低下）

腹圧性尿失禁と
切迫性尿失禁が
合併

混合性尿失禁

尿意がある

急に尿がしたくな
り、我慢できなくて
尿が漏れる
トイレが近くなり、
トイレに駆け込む

切迫性尿失禁
　加齢
　尿路感染
　脳血管障害
　パーキンソン病
　多発性硬化症

患者の訴え
我慢できない
トイレが間に合わない
尿が出るのがわからない
漏れてしまう

尿を出したいのに出
せないが尿が少しづ
つ漏れる

溢流性尿失禁
　前立腺肥大症
　尿道狭窄
　糖尿病神経障害
　骨盤内手術
　腰部椎間板ヘルニア

トイレまで間
に合わない
トイレで排尿
できず、尿を漏
らす

機能性尿失禁
　身体運動障害
　認知症

尿意がない

膀胱内に尿が
溜まり、膀胱内
圧が上昇

反射性尿失禁
　脊髄損傷

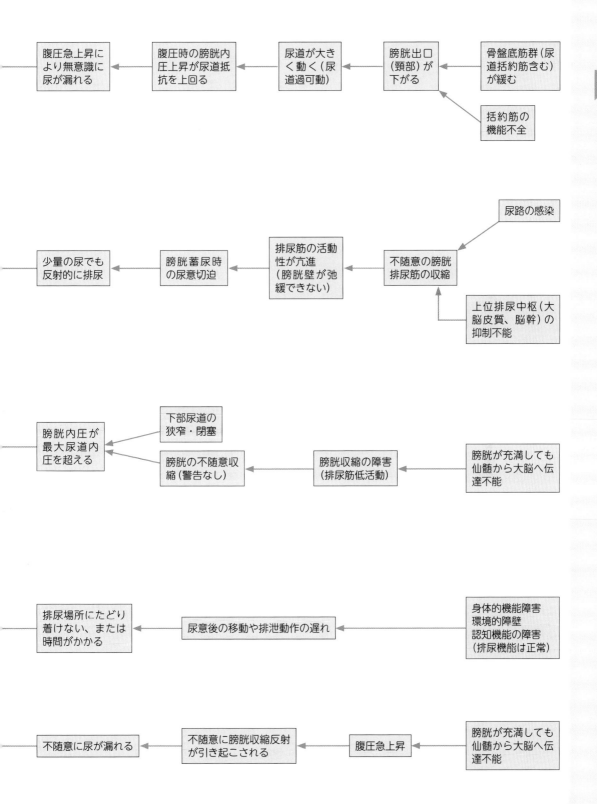

6 便秘
constipation

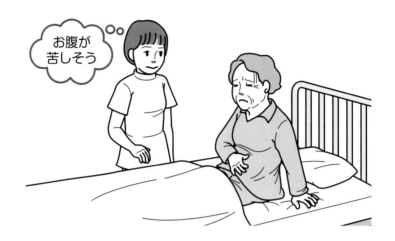

お腹が
苦しそう

　便秘とは、さまざまな原因によって排便に困難を生じ、排便が順調に排出されない状態です。便があっても量が少ない、もしくは便中の水分量が少なく便が硬く乾燥し、排便に苦労や苦痛を感じたり、また、毎日排便があっても便が腸内に残留しすっきりしない残便感があったり、あるいは排便回数が減少し2〜3日程度の排便がない状態です。

便秘の分類
◆便秘は腸の形態の変化、あるいは機能の変化によって、機能性便秘や器質性便秘に分類できます。観察を十分行い、便秘の有無を確認します。そのうえで、腸の形態や機能の変化などの情報を重ね合わせて、便秘の種類を判断します。また、便秘が腸閉塞などの原因となることもあるため、緊急性や重症度を判断する必要があります。
・**機能性便秘**：大腸や直腸の働きの異常が原因です。次の3つに分類されます。
　①**弛緩性便秘**：腸管全体が弛緩し、腸の蠕動運動が低下することが原因です。
　②**痙攣性便秘**：腸蠕動運動を促進する副交感神経の過緊張状態による腸管運動異常が原因です。
　③**直腸性便秘**：直腸・肛門疾患や便意の抑制習慣などによって直腸が緊張することが原因です。
・**器質性便秘**：便の通過が物理的に妨げられることが原因です。
・**その他**：腸管以外の全身の疾患の症状として起こる**症候性便秘**や、別の疾患で使用されている薬の副作用で起こる**薬剤性便秘**がある。

観察項目

観察1　便と排便の状態を観察します。

・**排便回数**：便秘では一般的な排便回数が減る（排便が週3回以下など）ことがあります。食事摂取後に便として排泄に至るまでは約24〜72時間です。
・**排便量**：成人の排便は1回量150〜200g/日です。
・**性状**：黄褐色で有形軟便です。便の軟らかさや形状から排便の状態を判断する際にブリストルスケール（Bristol stool form scale、**図6-1**）を用います。
・**排便時の苦痛、残便感**
・**排便時の過度の努責の有無**

40

観察2　腹部の状態を観察します。

・排ガスの有無、腹部膨満感（お腹が張る）、腹痛、腹鳴（お腹が鳴る）

　　＜観察の手順：腹部を聴診・打診・触診の順に行う＞

　・聴診：腸蠕動音を聴取します。一般的に便秘の人の腸蠕動音は、減少していることが多いです。腸蠕動音は液状物やガスの通過音であり1分間聞こえない状態は腸蠕動音の減少を、5分間聞こえない状態は腸蠕動音の消失を意味します。

　・打診：打診は腸にガスが溜まっていると考えられるときに行います。便秘によってガスが貯留している場合は、より高く響いた鼓音になります。固形化した便が貯留している場合はその部分が濁音になります。

　・触診：触診では結腸に沿って触れていき、便が大腸のどの辺りにあるのかをみます。患者さんに仰臥位になってもらい、腹部の緊張をとるために膝を立てます。実施者は手を温めて触診を行い、最後に疼痛部位を診察します。

観察3　随伴症状を観察します。

・悪心・嘔吐、顔面蒼白などの有無と程度
・頭重感、頭痛

観察4　排便に関連する食事や活動に関することを観察します。

・食事量、飲水量、食欲、嗜好品
・身体活動の有無や程度・通常時との増減：運動により不感蒸泄や発汗の量が変化し、排泄に影響します。また、全身の運動は腸蠕動に影響します。
・睡眠の状態：睡眠不足はストレスで交感神経が優位となり腸蠕動を抑制します。

観察5　薬剤の服用に関することを観察します。

・オピオイド系の鎮痛薬（モルヒネなど）：腸管の運動性を低下させ、より腸管で水分を吸収させます。さらに、膵臓や肝臓からの消化液の分泌を低下させます。
・刺激性下剤：長期服用は大腸の自立蠕動能を低下させ、さらに便秘を悪化させ腹痛を引き起こす原因となります。

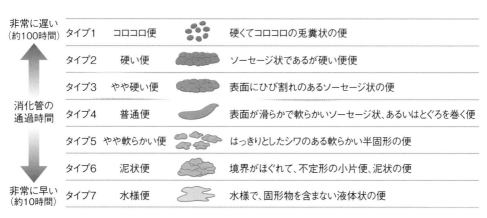

図6-1　ブリストルスケール
（排泄ケアナビ：排便のメカニズム-ブリストルスケールによる便の性状分類，https://www.carenavi.jp/ja/jissen/ben_care/shouka/shouka_03.html より改変）

便秘の関連図

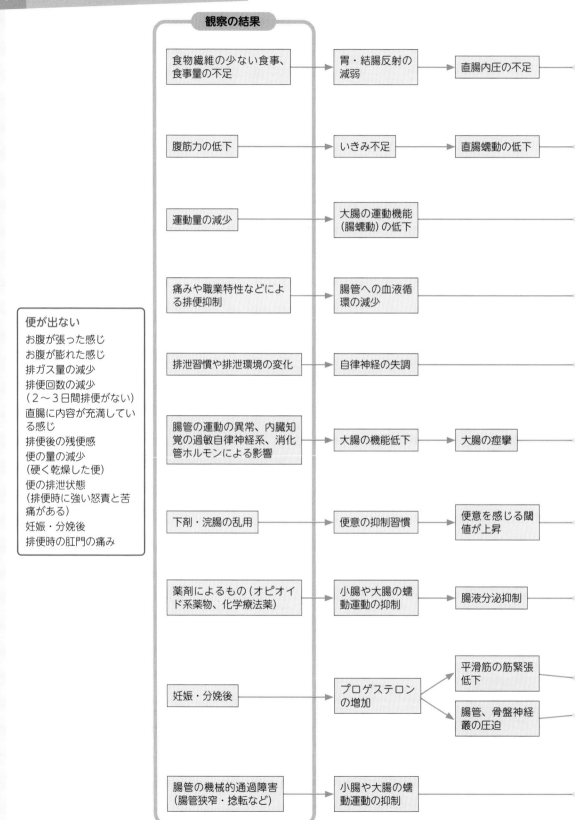

観察の結果

食物繊維の少ない食事、食事量の不足 → 胃・結腸反射の減弱 → 直腸内圧の不足

腹筋力の低下 → いきみ不足 → 直腸蠕動の低下

運動量の減少 → 大腸の運動機能（腸蠕動）の低下

痛みや職業特性などによる排便抑制 → 腸管への血液循環の減少

排泄習慣や排泄環境の変化 → 自律神経の失調

腸管の運動の異常、内臓知覚の過敏自律神経系、消化管ホルモンによる影響 → 大腸の機能低下 → 大腸の痙攣

下剤・浣腸の乱用 → 便意の抑制習慣 → 便意を感じる閾値が上昇

薬剤によるもの（オピオイド系薬物、化学療法薬） → 小腸や大腸の蠕動運動の抑制 → 腸液分泌抑制

妊娠・分娩後 → プロゲステロンの増加 → 平滑筋の筋緊張低下 / 腸管、骨盤神経叢の圧迫

腸管の機械的通過障害（腸管狭窄・捻転など） → 小腸や大腸の蠕動運動の抑制

便が出ない
お腹が張った感じ
お腹が膨れた感じ
排ガス量の減少
排便回数の減少
（2〜3日間排便がない）
直腸に内容が充満している感じ
排便後の残便感
便の量の減少
（硬く乾燥した便）
便の排泄状態
（排便時に強い怒責と苦痛がある）
妊娠・分娩後
排便時の肛門の痛み

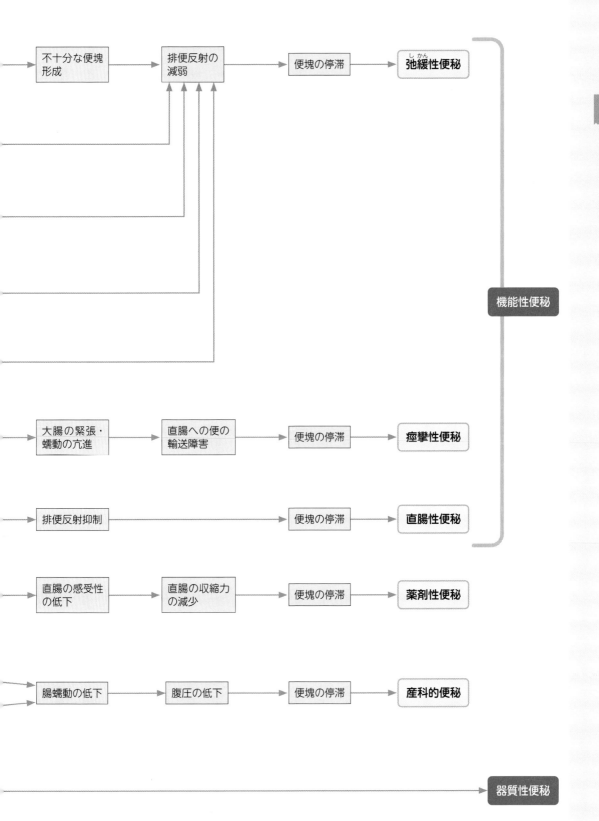

不十分な便塊形成	排便反射の減弱	便塊の停滞	弛緩性便秘

機能性便秘

大腸の緊張・蠕動の亢進	直腸への便の輸送障害	便塊の停滞	痙攣性便秘

排便反射抑制	便塊の停滞	直腸性便秘

直腸の感受性の低下	直腸の収縮力の減少	便塊の停滞	薬剤性便秘

腸蠕動の低下	腹圧の低下	便塊の停滞	産科的便秘

器質性便秘

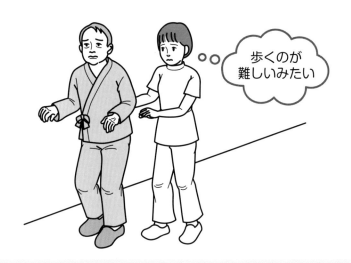

7 身体可動性障害

impaired physical mobility

身体可動性障害は、「活動・運動」の障害です。定義は、「胴体あるいは1つ以上の四肢の、意図的な自動運動に限界のある状態」です（NANDA-I看護診断　定義と分類2021-2023）。

人が活動・運動するには、「〜したい」という意図が大脳の前頭連合野で統合・認識され、大脳基底核や小脳で適切な行動の選択や四肢や体感の動きの協調性を調節し、脊髄神経をとおして骨格筋に運動の指令が出され、骨、骨格筋、腱・靭帯、関節の働きで運動として実行されます（図7-1）。したがって、身体が動かない原因は、この経路のいずれかに障害があるととらえ、それをアセスメントすることが、患者さんの具体的なケアにつながります。実際には、患者さんのお箸を持てないとか、座れないという身体が動かない状況を見たときに、それは、「骨に何かあるのかな」「関節が曲がらないのかな」「筋力がないのかな」「脳からの指令が伝わらないのかな」などの疑問を持ち、その一つひとつの状況について確認していきます。いくつかの状況が重なっている場合も少なくないので、1つの原因が明らかになったと安心せずに、全体をとらえましょう。

そして、「〜したい」の具体的な内容は、歩く（移動）、食事をする、更衣するなどの日常生活動作（ADL）ですね。身体可動性障害が起こっているということは、日常生活にも支障が起こっていることです。

看護の大きな役割は、日常生活を安全にその人らしく、その人にとって自立して行えるよう援助することです。ここでは、その人らしく、その人にとって自立して行えるよう援助するために、日常生活動作を自立して行えない原因を考え、根拠をもった援助につなげるために、身体が動かないことの原因を判断できるように関連図を描いています。

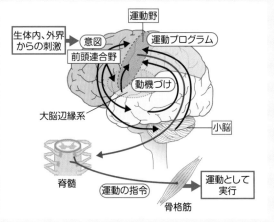

図7-1　意図が生まれ運動が実行されるまでの経路[1]

観察項目

観察1 骨・骨格筋・関節・神経系の状態を観察します。

①骨の観察：局所的に動かなかったり、痛みを感じていたりする場合は、骨の異常や周辺組織の異常が考えられます。変形や疼痛、その周囲の局所的な浮腫の有無を観察しましょう。

②関節の観察：関節の動きにくさや痛みを観察したら、具体的にその関節周囲の皮膚の状態や関節可動域を観察しましょう。

・関節可動域 (range of motion；ROM)

◆ROMの測定は、関節がどの程度動くかを確認するものです。どの部位がどこまで動かせるのか、基本軸から移動軸の間を測定します。基本的な動きや大きな左右差の有無などを観察します。

◆関節の拘縮・強直の判断をするには、ROMを測定することで、その判断はできます。ただし、測定した可動域が正常なのか、拘縮・強直が起こっているのかを判断するには、一般的な人のROM、いわゆる基準を理解しておかなければできません。また、看護の目標は、日常生活動作をその人らしく、その人にとって自立して行えるよう援助することですので、目標はROMの角度を正確に測ることではなく、「この患者さんが、これができるようになるために、ここのROMをここまで拡大できるといいな」と考えることが必要です。

③筋力、運動の観察：全身的に、あるいは部分的に力が入らないことを観察したら、筋力、運動麻痺、運動失調、不随意運動などについて観察しましょう。

・徒手筋力テスト (manual muscle test；MMT)

◆MMTは個々の筋肉、あるいは筋群の収縮力をみる検査ですが、筋肉だけでなく、これを支配する神経系の障害の有無もみることができます。統一された判定基準に沿って筋力を表現することで、状態や変化を把握します。MMTは個々の筋肉の力ではなく、1つの関節運動における筋力を評価するものです。判定基準は**表7-1**のとおりで、正常は5です。自動運動ができれば基本的には3以上となります。

表7-1　徒手筋力テストの判定基準

スケール	状況
0（ゼロ）	筋収縮なし
1（痕跡）	わずかに筋収縮あり
2（不良）	重力を除けば全可動域で動かせる
3（やや良好）	重力に打ち勝って完全に動く
4（良好）	抵抗を加えても、なお重力に打ち勝って完全に動く
5（正常）	強い抵抗を加えても、なお重力に打ち勝って完全に動く

◆実際に検査するときには、検査する筋肉に対し、看護師が逆の力で抵抗をかけ、その抵抗に対して関節を動かせるかどうかをみていきます。その判定は実施者が行いますので、それぞれのスコアの基準と、それを判定するために、どのように検査したらよいのかをあらかじめ練習しておきましょう。

・指鼻指試験

◆看護師が患者の目の前に示指を立て、患者に看護師の示指と自分の鼻先を自分の示指で交互に触れさせていきます。看護師は示指の場所を変えながら、患者がスムーズに正確に自分の鼻と看護師の示指に触れられるかを観察します。協調運動が障害されていると、指が目標を超えてしまったり、動きが細切れになったり、振戦が出現します。

・姿勢、歩行の観察

座位の異常：保持困難

立位の異常：保持困難・棒のように倒れる

歩行の異常：小刻み歩行、動揺性歩行、運動失調歩行（酩酊様歩行）

観察2 ADLの状況を観察します。

◆身体が動かないことによって、ADLにどのように影響しているかを観察します。活動・運動の方法は状態を、バーセルインデックス（Barthel Index：BI）などを活用して観察することもできます。併せて、活動に対する意欲、思い、困難に感じていることなどの主観的情報も観察しましょう。

7 身体可動性障害の関連図

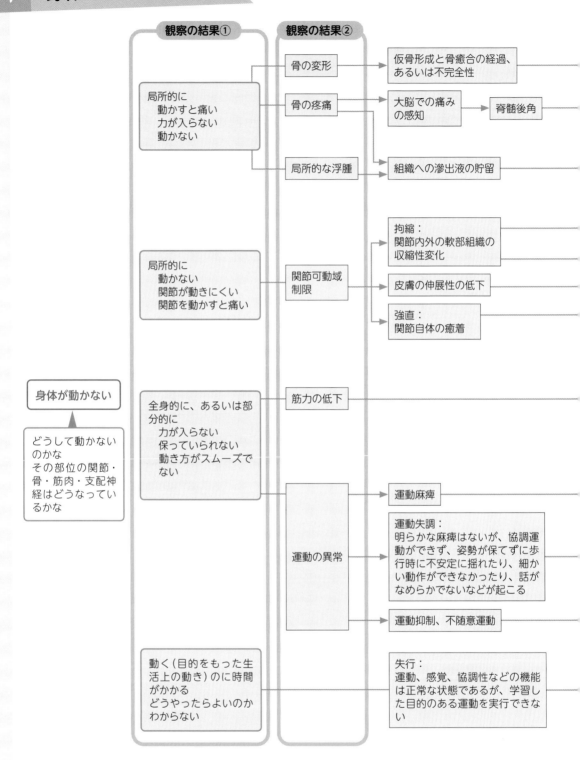

観察の結果①　　　観察の結果②

局所的に
　動かすと痛い
　力が入らない
　動かない

骨の変形 → 仮骨形成と骨癒合の経過、あるいは不完全性

骨の疼痛 → 大脳での痛みの感知 → 脊髄後角

局所的な浮腫 → 組織への滲出液の貯留

局所的に
　動かない
　関節が動きにくい
　関節を動かすと痛い

関節可動域制限 → 拘縮：関節内外の軟部組織の収縮性変化

→ 皮膚の伸展性の低下

→ 強直：関節自体の癒着

全身的に、あるいは部分的に
　力が入らない
　保っていられない
　動き方がスムーズでない

筋力の低下

運動の異常 → 運動麻痺

→ 運動失調：明らかな麻痺はないが、協調運動ができず、姿勢が保てずに歩行時に不安定に揺れたり、細かい動作ができなかったり、話がなめらかでないなどが起こる

→ 運動抑制、不随意運動

身体が動かない

どうして動かないのかな
その部位の関節・骨・筋肉・支配神経はどうなっているかな

動く（目的をもった生活上の動き）のに時間がかかる
どうやったらよいのかわからない

失行：運動、感覚、協調性などの機能は正常な状態であるが、学習した目的のある運動を実行できない

 column

日常生活動作（activities of daily living；ADL）

人が日常のなかで繰り返して行っている基本的な動作のことをいいます。具体的には、食事、排泄、更衣、整容・入浴などの清潔保持のための動作、姿勢保持や歩行などの移動動作などが該当します。

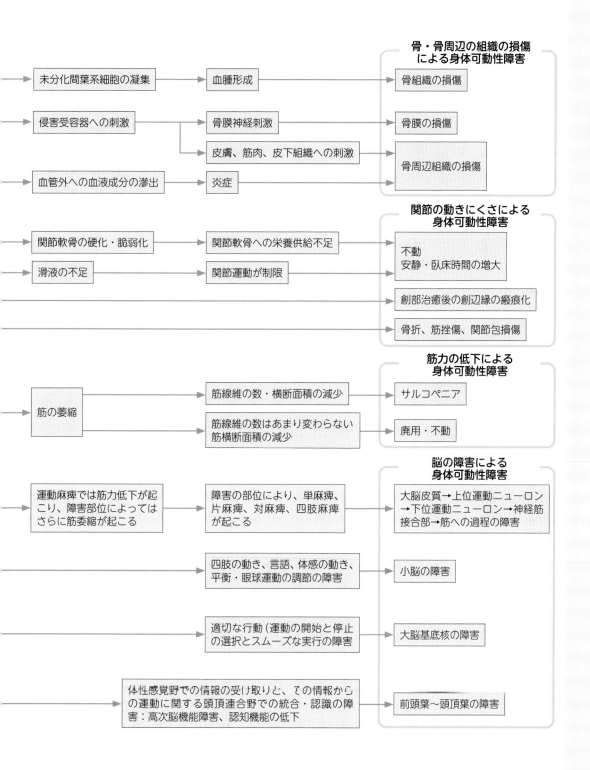

骨・骨周辺の組織の損傷
による身体可動性障害

未分化間葉系細胞の凝集 → 血腫形成 → 骨組織の損傷

侵害受容器への刺激 → 骨膜神経刺激 → 骨膜の損傷

→ 皮膚、筋肉、皮下組織への刺激 → 骨周辺組織の損傷

血管外への血液成分の滲出 → 炎症

関節の動きにくさによる
身体可動性障害

関節軟骨の硬化・脆弱化 → 関節軟骨への栄養供給不足 → 不動　安静・臥床時間の増大

滑液の不足 → 関節運動が制限

→ 創部治癒後の創辺縁の瘢痕化

→ 骨折、筋挫傷、関節包損傷

筋力の低下による
身体可動性障害

筋の萎縮 → 筋線維の数・横断面積の減少 → サルコペニア

→ 筋線維の数はあまり変わらない筋横断面積の減少 → 廃用・不動

脳の障害による
身体可動性障害

運動麻痺では筋力低下が起こり、障害部位によってはさらに筋委縮が起こる → 障害の部位により、単麻痺、片麻痺、対麻痺、四肢麻痺が起こる → 大脳皮質→上位運動ニューロン→下位運動ニューロン→神経筋接合部→筋への過程の障害

四肢の動き、言語、体感の動き、平衡・眼球運動の調節の障害 → 小脳の障害

適切な行動（運動の開始と停止の選択とスムーズな実行の障害 → 大脳基底核の障害

体性感覚野での情報の受け取りと、ての情報からの運動に関する頭頂連合野での統合・認識の障害：高次脳機能障害、認知機能の低下 → 前頭葉～頭頂葉の障害

8 睡眠障害（不眠）
insomnia

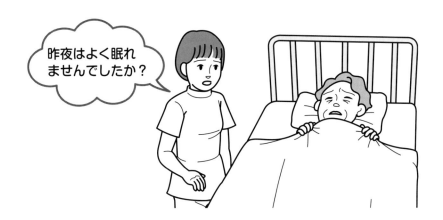

昨夜はよく眠れませんでしたか？

　睡眠障害（不眠）とは、時間的、内容的にも睡眠が不十分であると感じ、また苦痛を覚え、身体的・精神的・社会的生活に支障をきたしていると本人が自覚した状態をいいます。

　睡眠は人の生命維持に必要な現象であり、周期的に繰り返される意識消失に類似した状態です。外観的には周囲の環境に反応しなくなり、感覚や反射機能が低下します。睡眠は、休息の完全なかたちです。また、人は目覚めている時間や疲労の程度に応じて睡眠の長さや深さ・質、タイミングを調節する体内時計機構をもちます。

　睡眠は、ノンレム睡眠（自律神経系を含む全身の休養）と覚醒時の脳のパターンをもつレム睡眠（大脳皮質の休養）から構成されます。睡眠の周期は、ノンレム睡眠とレム睡眠を合わせた長さで定義され、1周期は成人では約90分です。

睡眠障害 (不眠) の分類

◆睡眠障害（不眠）は、起こり方によって分類できます。まず、睡眠障害の分類について確認しましょう。

- **入眠障害**：寝つきが悪く、30〜60分経っても睡眠に入れない状態をいいます。不眠のうちで最も高頻度にみられます。
- **熟眠障害**：睡眠時間はとれていますが、熟眠できず、夢ばかりみて眠った気がしない状態をいいます。睡眠が浅く、熟眠感がありません。
- **睡眠維持障害（中途覚醒）**：寝つきはよいですが、夜中に2回以上目覚め、それ以降眠れない状態をいいます。
- **早朝覚醒**：普段の起床時間より30分〜2時間以上早く目が覚め、それ以降眠れない状態をいいます。
- **睡眠時間の短縮**：一夜の全睡眠時間が、過去、あるいは普段と比べて短くなり、それを不眠と訴える状態をいいます。

観察項目

観察1　睡眠時間や睡眠のリズム、型を観察します。

◆睡眠時間、起床時刻、入眠時刻、寝付き、途中覚醒の有無・回数、午睡の状態

◆成人の睡眠時間は約7〜8時間ですが、睡眠時間、起床時間、就床時間、一晩の睡眠経過、夢見

などは、個人差があり、体質・年齢・性格および生活習慣などにより影響されます（図8-1）。

観察2 **睡眠に対する本人の満足感などを観察します。**
・熟睡感の有無、程度
・倦怠感、脱力感、あくび、表情、疲労感の有無や程度

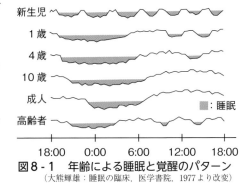

図8-1 年齢による睡眠と覚醒のパターン
（大熊輝雄：睡眠の臨床，医学書院，1977より改変）

観察3 **活動と休息の状態を観察します。**
◆人はある時間になると自然と眠くなり、自然と目が覚めます。このように生まれながらにしてもっている体内にある時計のようなリズムのことをサーカディアンリズム（circadian rhythm：概日リズム）といい、このバランスを保つことによって一定の健康レベルを維持しています。
・日常生活行動（食事、排泄、清潔、移動など）の活動の状態・変化
・仕事や学業に関する活動量の変化の有無
・運動不足、過度な安静

観察4 **不眠に伴うその他の症状や生活上の支障について、観察します。**
・食欲、頭重感、耳鳴り、感覚機能の低下、めまい
・注意力、集中力、思考力、記憶力の低下、無気力、いらいら感、めまい、ふるえ
・仕事・学業の効率低下

観察5 **心理的な状況やストレスなどについて、観察します。**
・情緒の状態、不機嫌さ、不安や悩み、ストレスの有無や程度
・血圧、体温、呼吸、心拍、副交感神経の変調
・疼痛、咳、呼吸困難などの種々の身体症状による苦痛

column **ノンレム睡眠とレム睡眠**

睡眠は脳波のパターンからノンレム睡眠とレム睡眠に分かれ、この2つの睡眠形態を繰り返しています（図8-2）。ノンレム睡眠は徐波睡眠ともいわれるように、深い眠りで大脳を休息させます。心拍数や呼吸数は低く安定していて、瞳孔は散大しています。成長ホルモンはこの熟睡時間帯に産生されることが知られています。レム睡眠（急速眼球運動：rapid eye movement）は眼瞼の下で目が動いている状態を伴い、覚醒に近い睡眠です。心拍数や呼吸数は不規則で浅く、覚醒したときの目覚めはよいです。夢を見るのは、この睡眠のときです。睡眠初期にはノンレム睡眠が集中して現れますが、後になるとレム睡眠が多くなり、目覚め安くなります。

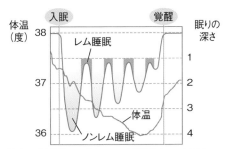

約90分周期で一晩にノンレム睡眠（non-REM：non rapid eye movement）とレム睡眠（REM：rapid eye movement）を4〜5周期繰り返す。ノンレム睡眠とレム睡眠は、脳波のパターンから区別されている。眠りはじめの2〜3時間は、最も深い眠り（徐波睡眠：SWS/ノンレム睡眠がまとめて出現する）となり、睡眠不足の量と質を補う。

図8-2 ノンレム睡眠とレム睡眠

8 睡眠障害（不眠）の関連図

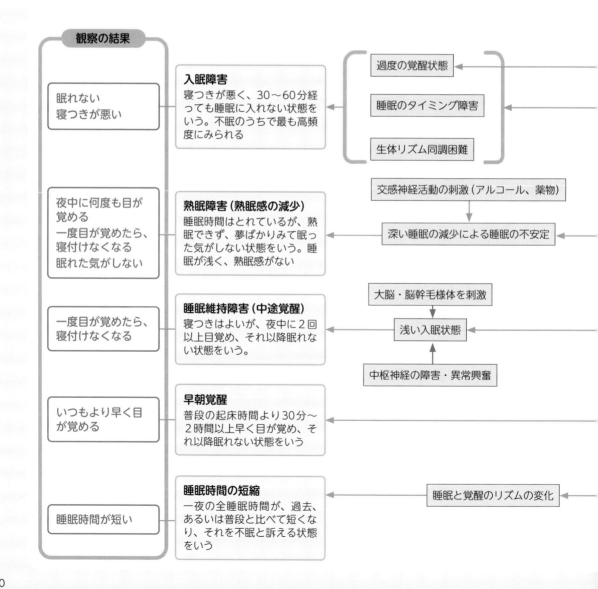

観察の結果

眠れない
寝つきが悪い

入眠障害
寝つきが悪く、30〜60分経っても睡眠に入れない状態をいう。不眠のうちで最も高頻度にみられる

過度の覚醒状態

睡眠のタイミング障害

生体リズム同調困難

夜中に何度も目が覚める
一度目が覚めたら、寝付けなくなる
眠れた気がしない

熟眠障害（熟眠感の減少）
睡眠時間はとれているが、熟眠できず、夢ばかりみて眠った気がしない状態をいう。睡眠が浅く、熟眠感がない

交感神経活動の刺激（アルコール、薬物）

深い睡眠の減少による睡眠の不安定

一度目が覚めたら、寝付けなくなる

睡眠維持障害（中途覚醒）
寝つきはよいが、夜中に2回以上目覚め、それ以降眠れない状態をいう。

大脳・脳幹毛様体を刺激

浅い入眠状態

中枢神経の障害・異常興奮

いつもより早く目が覚める

早朝覚醒
普段の起床時間より30分〜2時間以上早く目が覚め、それ以降眠れない状態をいう

睡眠時間が短い

睡眠時間の短縮
一夜の全睡眠時間が、過去、あるいは普段と比べて短くなり、それを不眠と訴える状態をいう

睡眠と覚醒のリズムの変化

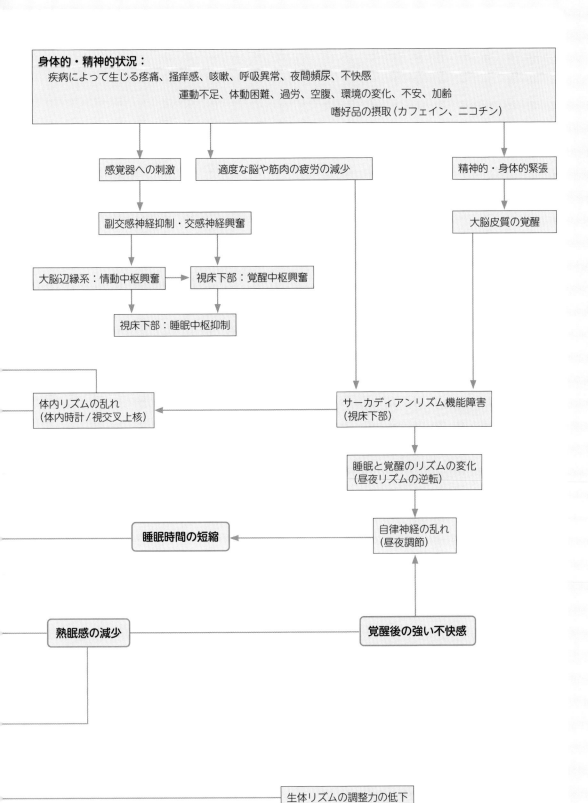

身体的・精神的状況：
　疾病によって生じる疼痛、掻痒感、咳嗽、呼吸異常、夜間頻尿、不快感
　　　　　　　運動不足、体動困難、過労、空腹、環境の変化、不安、加齢
　　　　　　　　　　　　嗜好品の摂取（カフェイン、ニコチン）

感覚器への刺激　　　適度な脳や筋肉の疲労の減少　　　精神的・身体的緊張

副交感神経抑制・交感神経興奮　　　　大脳皮質の覚醒

大脳辺縁系：情動中枢興奮　→　視床下部：覚醒中枢興奮

視床下部：睡眠中枢抑制

体内リズムの乱れ　←　サーカディアンリズム機能障害
（体内時計／視交叉上核）　　（視床下部）

睡眠と覚醒のリズムの変化
（昼夜リズムの逆転）

睡眠時間の短縮　←　自律神経の乱れ
（昼夜調節）

熟眠感の減少　　　　覚醒後の強い不快感

生体リズムの調整力の低下

9 褥瘡
pressure ulcer

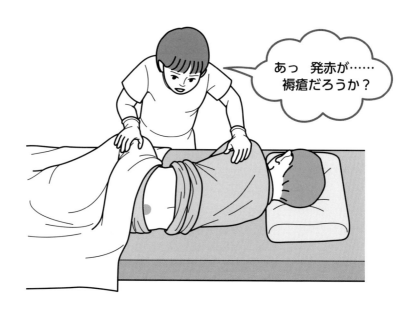

あっ　発赤が……
褥瘡だろうか？

　　褥瘡とは、皮膚局所に持続的圧迫が加わり、皮膚や深部組織が非可逆性の虚血性の壊死に陥った状態です。自立的体位変換ができない患者の骨突出部である仙骨部、外踝、大転子、腸骨稜部に好発します。褥瘡は局所の圧迫だけでなく、皮膚の湿潤、身体と寝具との摩擦やずれのほか、低栄養状態、活動性の低下、加齢による皮膚の変化などにより影響を受けます。

　　患者からかゆい、痛い、ひりひりするなどの自覚症状の訴えがあるときは、病期が進行している場合があります。褥瘡が形成されると、心身への影響として体液の喪失、創感染、疼痛、精神的不快、などが生じ、とくに高齢者においては全身状態の悪化をまねきやすくなります。

　　このため、栄養状態、ブレーデンスケール Braden Scale または褥瘡対策に関する診療計画書（厚生労働省）などを参考にし、発症リスクを評価して予防することが重要です。

観察項目

観察1　皮膚・粘膜の損傷と症状を観察します。とくに、褥瘡の好発部位については継続的に状態を観察します（図9-1）。

・皮膚の色、乾燥、湿潤、損傷の有無、粘膜の色
・皮膚の損傷がある場合：損傷の部位・大きさ
・損傷の状態：損傷部位の発赤、かゆみ、熱感、疼痛、水疱、びらん、潰瘍、壊死、膿瘍、浸出液の有無

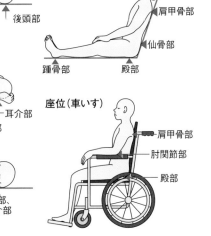

仰臥位
　踵骨部　　仙骨部　　肩中骨部　　後頭部
　　　　　　　肘関節部

側臥位
　足関節　膝関節　大転子部　側胸部　耳介部
　外果部　外側部　　　　肩鎖関節部

腹臥位
　趾尖部　膝関節部　陰部　乳房　頰部、耳介部
　　　　　　　　　　　肩鎖関節部

ファーラー位
　　　　後頭部
　　　　肩甲骨部
　　　　仙骨部
　踵骨部　　殿部

座位（車いす）
　　　肩甲骨部
　　　肘関節部
　　　殿部

図 9 - 1　褥瘡の好発部位

観察 2　褥瘡は起こり方が明らかになっているので、それらの状況を十分観察することで褥瘡の発生を予防、すなわち起こさないように看護することができます。褥瘡の発生予測スケールであるブレーデンスケールの各項目を観察します。

◆ ブレーデンスケールは、褥瘡発生のリスクをアセスメントするためのものです（表 9 - 1）。定期的に実施して評価を行う必要があります。

◆「知覚の認知」「湿潤」「活動性」「可動性」「栄養状態」「摩擦とずれ」の 6 項目で構成され、点数化されたものです。各項目を「1 点：最も悪い」から「4 点：最も良い」で評価します（「摩擦とずれ」は 1 ～ 3 点）。合計点は 6 ～ 23 点で、合計点が低いほど褥瘡発生のリスクが高いと判断します。国内ではカットオフ値 14 点を危険の目安としています。

◆ ブレーデンスケールにあげられた要因を見極めるための具体的な観察項目を以下に示します。

・全身状態：倦怠感、発熱の有無等
・日常生活動作の自立度、程度
・栄養状態：体格、身長、体重　BMI、栄養補給の状況、浮腫の有無と程度、血清タンパク質、血糖、ビタミン、血清電解質、血球検査などの検査値
・皮膚・粘膜の清潔保持の状況
・知覚の状態：麻痺や知覚異常はないか、痛みなどへの反応はあるか、認知機能の状態
・身体の圧迫や摩擦の有無と程度
　　圧迫：長時間の同一体位、寝具、包帯、ドレーンなどで特定の部位が圧迫されていないか
　　摩擦：衣類や寝具の縫い目、しわなどはないか、適宜整備されているか

観察 3　使用している薬剤、治療などによっては、それらが発生リスクの要因になることがあるので、確認します。

◆ 褥瘡の発生を予測するためのスケールとして、ブレーデンスケールの他に厚生労働省危険因子評価、OH スケール、K 式スケールがあります。表 9 - 2 はそれぞれの特徴を表した表です。

表9-1　ブレーデンスケール

患者氏名		評価者氏名		実施日	
知覚の認知 圧迫による不快感に対して適切に反応できる能力	**1．全く知覚なし** 痛みに対する反応（うめく、避ける、つかむ等）なし。この反応は、意識レベルの低下や鎮静による。あるいは、体のおおよそ全体にわたり痛覚の障害がある。	**2．重度の障害あり** 痛みにのみ反応する。不快感を伝えるときには、うめくことや身の置き場なく動くことしかできない。あるいは、知覚障害があり、体の1／2以上にわたり痛みや不快感の感じ方が完全ではない。	**3．軽度の障害あり** 呼びかけに反応する。しかし、不快感や体位変換のニードを伝えることが、いつもできるとは限らない。あるいは、いくぶん知覚障害があり、四肢の1、2本において痛みや不快感の感じ方が完全ではない部位がある。	**4．障害なし** 呼びかけに反応する。知覚欠損はなく、痛みや不快感を訴えることができる。	
湿潤 皮膚が湿潤にさらされる程度	**1．常に湿っている** 皮膚は汗や尿などのために、ほとんどいつも湿っている。患者を移動したり、体位変換するごとに湿気が認められる。	**2．たいてい湿っている** 皮膚はいつもではないが、しばしば湿っている。各勤務時間中に少なくとも1回は寝衣寝具を交換しなければならない。	**3．時々湿っている** 皮膚は時々湿っている。定期的な交換以外に、1日1回程度、寝衣寝具を追加して交換する必要がある。	**4．めったに湿っていない** 皮膚は通常乾燥している。定期的に寝衣寝具を交換すればよい。	
活動性 行動の範囲	**1．臥床** 寝たきりの状態である。	**2．座位可能** ほとんど、または全く歩けない。自力で体重を支えられなかったり、椅子や車椅子に座るときは、介助が必要であったりする。	**3．時々歩行可能** 介助の有無にかかわらず、日中時々歩くが、非常に短い距離に限られる。各勤務時間中にほとんどの時間を床上で過ごす。	**4．歩行可能** 起きている間は少なくとも1日2回は部屋の外を歩く。そして少なくとも2時間に1回は室内を歩く。	
可動性 体位を変えたり整えたりできる能力	**1．全く体動なし** 介助なしでは、体幹または四肢を少しも動かさない。	**2．非常に限られる** 時々体幹または四肢を少し動かす。しかし、しばしば自力で動かしたり、または有効な（圧迫を除去するような）体動はしない。	**3．やや限られる** 少しの動きではあるがしばしば自力で体幹または四肢を動かす。	**4．自由に体動する** 介助なしで頻回にかつ適切な（体位を変えるような）体動をする。	
栄養状態 普段の食事摂取状況	**1．不良** 決して全量摂取しない。めったに出された食事の1／3以上を食べない。蛋白質・乳製品は1日2皿（カップ）分以下の摂取である。水分摂取が不足している。消化態栄養剤（半消化態、経腸栄養剤）の補充はない。あるいは、絶食であったり、透明な流動食（お茶、ジュース）なら摂取したりする。または、末梢点滴を5日間以上続けている。	**2．やや不良** めったに全量摂取しない。普段は出された食事の約1／2しか食べない。蛋白質・乳製品は1日3皿（カップ）分の摂取である。時々消化態栄養剤（半消化態、経腸栄養剤）を摂取することもある。あるいは、流動食や経管栄養を受けているが、その量は1日必要摂取量以下である。	**3．良好** たいていは1日3回以上食事をし、1食につき半分以上は食べる。蛋白質・乳製品を1日4皿（カップ）分摂取する。時々食事を拒否することもあるが、勧めれば通常補食する。あるいは、栄養的におおよそ整った経管栄養や高カロリー輸液を受けている。	**4．非常に良好** 毎食おおよそ食べる。通常は蛋白質・乳製品を1日4皿（カップ）分以上摂取する。時々間食（おやつ）を食べる。補食する必要はない。	
摩擦とずれ	**1．問題あり** 移動のためには、中等度から最大限の介助を要する。シーツでこすれず体を動かすことは不可能である。しばしば床上や椅子の上でずり落ち、全面介助で何度も元の位置に戻すことが必要となる。痙攣、拘縮、振戦は持続的に摩擦を引き起こす。	**2．潜在的に問題あり** 弱々しく動く。または最小限の介助が必要である。移動時皮膚は、ある程度シーツや椅子、抑制帯、補助具等にこすれている可能性がある。たいがいの時間は、椅子や床上で比較的よい体位を保つことができる。	**3．問題なし** 自力で椅子や床上を動き、移動中十分に体を支える筋力を備えている。いつでも、椅子や床上でよい体位を保つことができる。		
					Total

©Braden B，Bergstrom M，1988（真田弘美、大岡みち子訳）

表9-2　褥瘡リスクアセスメントスケールの種類と評価項目

スケールの種類	特徴	知覚の認知	活動性	可動性	摩擦とずれ	骨突出	浮腫	関節拘縮	湿潤	栄養
厚生労働省危険因子評価	日常生活自立度を判定し、自立度の低い患者に褥瘡対策を立案するために作成された。褥瘡発生のリスクの程度ははかれない。		○	○		○	○	○	○	○
ブレーデンスケール	褥瘡発生要因の概念図より構成されている。予防対策としての看護介入が行いやすい。	○	○	○	○				○	○
OHスケール	日本人の寝たきり高齢者用のスケール。急性期患者に使用する場合には、リスクの見落としに注意が必要である。			○		○	○	○		
K式スケール	日本語版ブレーデンスケールとして、寝たきり高齢者を対象に開発された。		○	○	○	○			○	○

(任和子他：基礎看護技術Ⅱ，系統看護学講座　専門分野　基礎看護学［3］，p.300，医学書院，2021より改変)

column

発赤に対する褥瘡の見分け方（指押し法）

褥瘡の好発部位の皮膚に発赤が認められる場合、それが褥瘡であるかどうかを確かめる方法として、人差し指で発赤部を軽く3秒ほど圧迫し、そのときの色の変化を確認する方法があります（指押し法、図9-2）。押したときに白く変化し、離すと再び赤くなるものは褥瘡ではありません。押しても赤みが消えずそのままの状態であれば、初期の褥瘡と考えます。

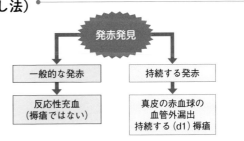

(渡辺光子：これって褥瘡？「発赤」の見分け方を極める！、https://knowledge.nurse-senka.jp/216836/より改変)

図9-2　褥瘡の見分け方

褥瘡の関連図

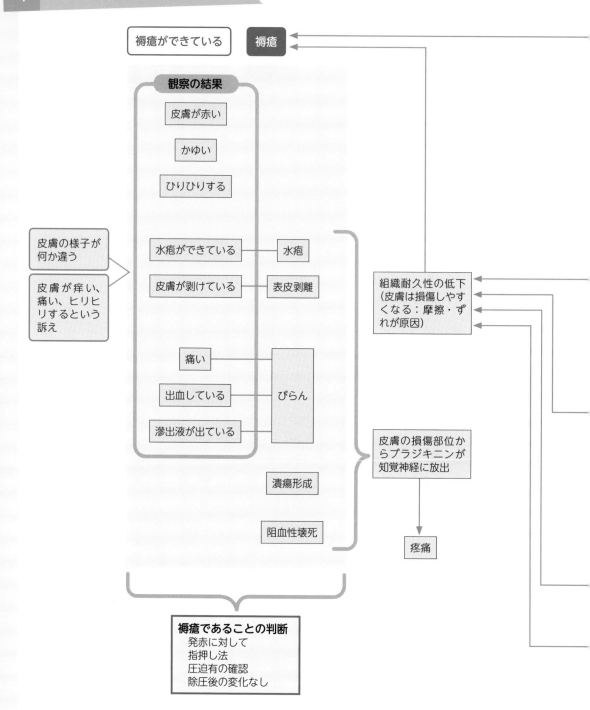

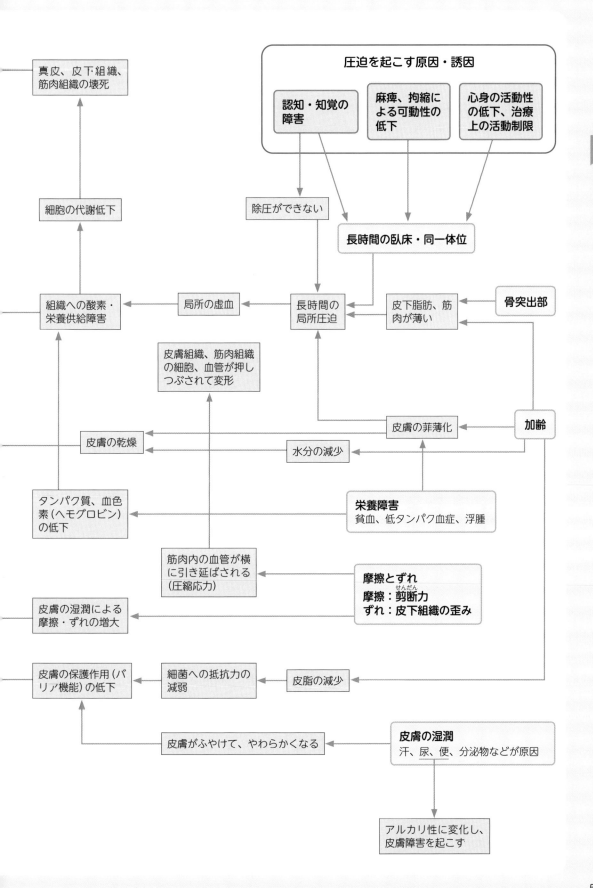

真皮、皮下組織、
筋肉組織の壊死

細胞の代謝低下

組織への酸素・
栄養供給障害 ← 局所の虚血 ← 長時間の
局所圧迫 ← 皮下脂肪、筋
肉が薄い ← 骨突出部

圧迫を起こす原因・誘因

認知・知覚の
障害

麻痺、拘縮に
よる可動性の
低下

心身の活動性
の低下、治療
上の活動制限

除圧ができない

長時間の臥床・同一体位

皮膚組織、筋肉組織
の細胞、血管が押し
つぶされて変形

皮膚の菲薄化 ← 加齢

皮膚の乾燥 ← 水分の減少

タンパク質、血色
素（ヘモグロビン）
の低下

栄養障害
貧血、低タンパク血症、浮腫

筋肉内の血管が横
に引き延ばされる
（圧縮応力） ← **摩擦とずれ**
摩擦：剪断力
ずれ：皮下組織の歪み

皮膚の湿潤による
摩擦・ずれの増大

皮膚の保護作用（バ
リア機能）の低下 ← 細菌への抵抗力の
減弱 ← 皮脂の減少

皮膚がふやけて、やわらかくなる ← **皮膚の湿潤**
汗、尿、便、分泌物などが原因

アルカリ性に変化し、
皮膚障害を起こす

10 疼痛（痛み）

pain

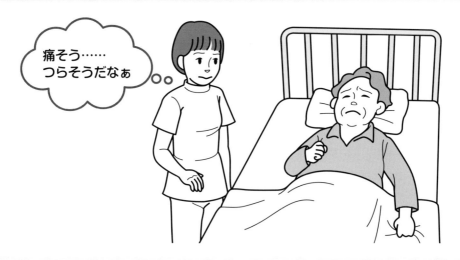

痛そう……
つらそうだなぁ

　疼痛（痛み）は日常的に誰もが経験し、さまざまな疾患に伴って現れる症状です。また、痛みは身体のどこかに異常があるという生体が発する警告信号（アラーム）の役割があり、生体を防御する働きをもっています。疼痛は主観的なものであり、看護師が患者と同じようにその程度や感じ方を理解することは難しいです。

　日本疼痛学会（2020）は「疼痛は実際の組織損傷もしくは組織損傷が起こりうる状態に付随する、あるいはそれに似た、感覚かつ情動の不快な体験」と定義しています。

　痛みが激しい、意識レベルが清明でない、血圧の上昇、冷汗、動悸、悪心、嘔吐がある、手足が動かないまたは動かしにくい、時間の経過とともに痛みが強くなっているなどがある場合は、痛みの原因を特定し緊急の処置が必要になります。

　痛みは、その成因により末梢性疼痛、神経障害性疼痛、心因性疼痛に分類され（表10-1）、さらに、痛みの期間による分類（表10-2）と、痛みの発生機序による分類（表10-3）があります。また、痛みは言葉のみにとどまらず、苦悶様顔貌、冷や汗、血圧の上昇、活動性の低下などでも表現されます。

表10-1　痛みの成因による分類

	末梢性疼痛	神経障害性疼痛	心因性疼痛
	侵害刺激*がある		侵害刺激がある
特徴	・表在性の痛み（皮膚、粘膜） ・深在性の痛み（内臓、胸膜、腹膜、関節） ・放散痛、関連痛	・神経経路に障害があって生じる痛み	・器質的な損傷がないにもかかわらず痛みがある

*侵害刺激：組織を損傷したり傷つけたりする刺激で主には熱・圧力・切るなどで、具体的には45℃以上、15℃以下の熱、創傷、潰瘍、打撲、悪性腫瘍、炎症、刺激性のある化学物質などがある。

表10-2　痛みの期間による分類：急性疼痛と慢性疼痛

急性疼痛	慢性疼痛
・生体警告信号 ・組織の損傷、傷害による症状の1つ ・急激に発現 ・基礎疾患の治癒により消失 ・診断が容易、既存の鎮痛薬で抑制 ・交感神経活動が亢進 ・不安	・生体警告信号としての意義がない ・痛み自体が病気である ・徐々に現れ、次第に増大するものがある ・基礎疾患の治癒後も持続、治癒後に発現 ・診断が困難、難治性 ・交感神経活動が痛みの原因となるものがある ・不眠、食欲不振、抑うつ状態、活動低下

（倉石泰：慢性痛とは，基礎的見地から-動物モデルからみた慢性痛，医学のあゆみ，23（1）：4，2002より改変）

表10-3　痛みの発生機序による分類：侵害受容性疼痛と神経障害性疼痛

| | 侵害受容性疼痛 | | 神経障害性疼痛 |
	内臓痛	体性痛	
障害部位	・食道、胃、腸などの管腔臓器 ・肝臓、腎臓などの固形臓器	・皮膚、結合組織、筋肉、骨など	・末梢神経、中枢神経の痛みの伝道路
侵害刺激（痛みの刺激）	・管腔内圧上昇、被膜伸展、炎症	・切る、刺す、などの機械的刺激	・神経圧迫、断裂
痛みの特徴	・絞られるような鈍い痛み ・深く局在が不明瞭	・局在明瞭な持続痛 ・体動に伴い増悪	・電気が走る、刺す、焼ける、痺れを伴う痛み ・障害神経領域知覚異常合併

（小川節郎：医療従事者のための痛みガイドブック，p.20，技術評論社，2015より改変）

観察項目

観察1　痛みは主観的なものです。どこにどのような痛みを感じているのかどのくらいつらいのかなど、まずは対象者が体験している痛みの状態をていねいに観察します。

・**痛みの部位と程度**：どこが痛いのか（部位）、どのくらい痛いのか（程度）
・**数値評価スケール（numeric rating scale；NRS）**：患者が感じている痛みを数字で評価する指標です（**図10-1**）。NRSを用いることで、それぞれの対象者の痛みを共通して認識することができるようになります。意思表示できる方であれば、いつでも、どこでも、誰でも評価することができるので、広く使用されています。NRSは対象者が感じている痛みの強さを0（まったく痛みがない）から10（今まで経験したいちばん強い痛み）の11段階で評価します。
◆NRS以外の評価方法には以下のものがあり、対象者の状況に合わせて使用します。

　　　・**視覚的アナログスケール（visual analogue scale；VAS）**：長さ10cmの線を見せて痛みの程度を表す部位に印をつけてもらう。
　　　・**カテゴリースケール（verbal rating scale；VRS）**：痛みの程度を言葉で表現してもらう。
　　　・**フェイススケール（faces pain scale；FPS）**：今の痛みに合う顔の表情を選んでもらうことで痛みの程度を評価する。
・**痛みの性質**：どのように痛いのか（重い、鈍い、じんじんする、痺れる、電気が走る、刺すような）。
・**痛みの発生時期・状況、持続時間、経過、どんなときに痛いのか**：安静時、体動時、持続的、間歇的、食事のあと、排泄時、動いたとき。
　痛み方の変化の有無：だんだん強くなる、痛いときと痛くないときを繰り返す、ずっと同じように痛い。
・**表情、姿勢、体位**

数値評価スケール（NRS）

```
0  1  2  3  4  5  6  7  8  9  10
```

視覚的アナログスケール（VAS）

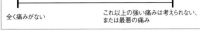

全く痛みがない　　　　これ以上の強い痛みは考えられない、または最悪の痛み

カテゴリースケール（VRS）

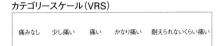

痛みなし　少し痛い　痛い　かなり痛い　耐えられないくらい痛い

フェイススケール（FPS）

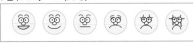

図10-1　痛みの評価スケール

観察2　痛みに付随してみられる症状を観察します。

・**バイタルサインの変化**：血圧上昇・低下、動悸、発熱、呼吸促拍の有無や程度、意識状態
・**筋の緊張**
・**胃腸運動の低下による食欲不振、悪心・嘔吐、便秘、腹部膨満**
・**睡眠の状態、疲労感、休息の状態**
・**活動状況**：日常生活への支障の有無や程度、社会的状況

観察3　痛みは、心理的にも大きく影響を与えます。また、心理的状況の内容によって痛みの閾値が変わってくるので、心理状態についても観察します。

・**不安・恐怖の有無・程度**

観察の結果

侵害受容性疼痛（深在性・内臓痛）
重い、ズーンと重い鈍い痛み
押されるような、絞られるような痛み
痛みの部位がはっきりしない

侵害受容性疼痛（表在性・体性痛）
動かすと痛い、鋭い痛み、刺すような
痛みの部位がはっきりしている

神経障害性疼痛
ちりちりする、ぴりぴりする、じん
じんする、痺れる、電気が走る、灼
けるような痛み

心因性疼痛

痛みの部位がはっきりしている
検査をしても病的な所見や中枢へ至る
神経路は問題はない

不安、躁うつ状態などで痛みを訴える
ことがあるが成因については不明

痛みの部位と程度：
どこが痛いですか
どのくらい痛いですか

痛みの性質：
どのように痛いですか

痛みの発生時期・状況、
持続時間、経過、どんな
ときに痛いか

疼痛
（痛み）

病気で治療を受けていますか

痛みの原因に関係すると思わ
れることがありますか

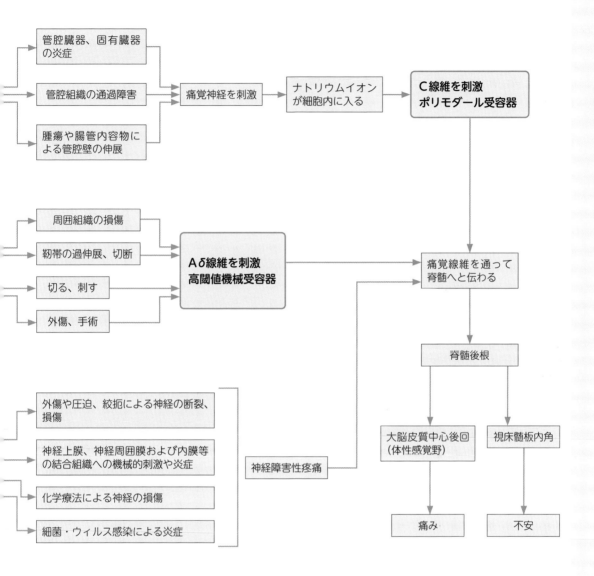

11 意識障害
disturbance of consciousness

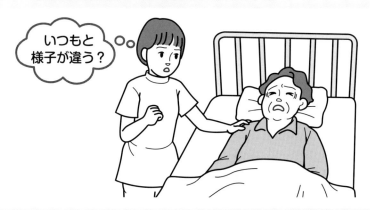

いつもと
様子が違う？

　意識障害とは、外界や内界からの刺激に対する反応の程度が低下あるいは消失した状態をさします。「意識のある状態」とは、①覚醒している（目を覚ましている）、②外からのさまざまな刺激に対して、何らかの反応を示すことができる、③その刺激を正しく認識し、適切に行動することができる、④そのときの自分の行動を覚えている、ことで、この①～④を保つ機能が「意識」とよばれるものです。

　そして、意識は清明度と内容に分けられるます。つまり、軽い意識障害のときなど、外からでは意識の清明度があまり低下していないように見えても、よく観察していくと計算力や記銘力、見当識などが低下している場合があります。このように意識障害のある患者さんを見るうえで大切なのは、意識障害の程度を清明度と内容の2点で詳しく把握することです。

　また、意識障害は緊急性が高い場合が少なくありません。バイタルサインを確認する一方で、どの程度の意識レベルなのか、速やかに判断する必要があります。傾眠・昏迷・昏睡などの分類法がありますが、客観的に判定をする必要があるためジャパンコーマスケール（JCS、**表11-1**）やグラスゴーコーマスケール（GCS、**表11-2**）を用います。

表11-1　ジャパンコーマスケール（JCS）

Ⅰ	刺激しないでも覚醒している
1	だいたい意識清明だが、今ひとつはっきりしない
2	時、場所または人物がわからない
3	名前または生年月日がわからない
Ⅱ	刺激すると覚醒する～刺激を止めると眠り込む
10	普通の呼びかけで容易に開眼する
20	大きな声または体をゆさぶることにより開眼する
30	痛み刺激と呼びかけを繰り返すと、かろうじて開眼する
Ⅲ	刺激しても覚醒しない
100	痛み刺激に対し、はらいのけのような動作をする
200	痛み刺激に対し手足を動かしたり、顔をしかめる
300	痛み刺激に反応しない

注）意識が清明な場合は「0」と表現し（JCS 0）、不穏状態であれば「R：restlessness」、失禁があれば「I：incontinence」（JCS 20-RI、JCS 200-I）、無動性無言症（akinetic mutism）や失外套症候群（apallic state）があれば「A」を付記する（JCS20A、JCS200RA）

表11-2　グラスゴーコーマスケール（GCS）

E (eye opening)：開眼	
4	自発的に
3	言葉により
2	痛み刺激により
1	開眼しない
V (best verbal response)：言語音声反応	
5	見当識あり
4	混乱した会話
3	不適当な単語
2	無意味な発声
1	発声が見られない
M (best motor response)：運動反応	
6	指示に従う
5	痛み刺激部位に手足を持ってくる
4	痛みに手足を引っ込める（逃避屈曲）
3	上肢を異常屈曲させる（除皮質肢位） 異常な四肢屈曲反応
2	四肢を異常進展させる（除脳肢位）
1	まったく動かさない

注）E（開眼）、V（言語反応）、M（運動反応）のスコアの合計で評価する（合計15が正常）

観察項目

観察1 意識レベルを観察します。

◆まずは、呼びかけて刺激による反応の有無と程度を確かめます。呼びかけで反応がない場合は、肩を軽くたたく、身体をゆするなど刺激を与え、耳元で大きな声で呼びかけます。それでも反応がない場合は、痛み刺激を与えるなどして「覚醒レベルの程度」を確かめていきます。

◆この際の判断には、一般的にJCSやGCSが用いられます。JCSは覚醒の程度によって分類したもので、分類の仕方から3-3-9度方式ともよばれ、数値が大きくなるほど意識障害が重いことを示しています。

◆意識は患者さんが自発開眼をしているときに判断することが理想的ですが、閉眼している場合にはまず刺激をして覚醒するかを確かめ、覚醒した場合はⅠの内容で判断します。その後、刺激をやめた後にすぐに眠ってしまうかどうか、すなわちⅡのレベルと判断するのかをみていくとよいでしょう。

◆意識の混濁、変容の程度は、意識混濁の一般的分類 (Mayo Clinicの分類) を用いて判断します。

1. 清明 alert
2. 傾眠 somnolence：軽い刺激を与えると覚醒するが、刺激がなくなると睡眠状態となることをいいます (JCSスコア10)。
3. 昏迷 stupor：強い刺激によってのみ覚醒し、刺激がなくなるとただちに睡眠状態になります (JCSスコア20、30)。
4. 半昏睡 semicoma：強い痛みや刺激にのみ、顔や手足が反応します (JCSスコア100、200)。
5. 昏睡 coma：自発運動が全くみられない状態で、筋肉は弛緩します (JCSスコア300)。

観察2 意識障害は、生命の危機に直結する場合が多くあるため、生命徴候を観察します。

・バイタルサイン (呼吸、脈拍、血圧、意識、体温) の異常の有無、状態
・SpO₂ (動脈血酸素飽和度)
・舌根沈下、喘鳴の有無、咽頭反射
・痙攣の有無や状態

正常
瞳孔直径3〜5mm

観察3 神経症状やその他の症状を観察します。

・髄膜刺激症状：眼球の位置と瞳孔の異常 (図11-1)、対光反射の消失
・瞳孔不同 (anisocoria)：瞳孔 (瞳の中央の黒い部分) の大きさに差がある状態のことです。瞳孔不同はその差が左右で1mmよりも大きい状態を指し、1mm以下の左右差は生理的にもみられることもあります。瞳孔運動にかかわっている神経経路の異常、または虹彩自体の異常がこれを引き起こします。

散大
瞳孔直径6mm以上

縮瞳
瞳孔直径2mm以下

図11-1 瞳孔の異常

<瞳孔の確認方法>
1. 患者に検査の目的を説明し同意を得ます。
2. 瞳孔計を眼の下に当てて、左右の瞳孔径を測定します。
3. ペンライトを、片方の眼の外側から正面に移動させて瞳孔に光を当て、光を瞳孔に当てたときの、反対側の瞳孔の収縮を観察します。

・その他の症状：運動麻痺、異常姿勢、体位、手足の振戦、不随意運動、言語障害、頭痛、胸部痛や背部痛、悪心・嘔吐、皮膚・粘膜の異常、手足の冷汗・湿潤、チアノーゼ、見当識障害、記銘力低下の有無と程度、便・尿失禁、尿閉、便秘、ふらつき、めまい、冷感、口喝、ふるえ

観察4 意識障害をもたらす因子について確認します。
・血糖値、アンモニア値、腎機能、電解質、動脈血ガス分析

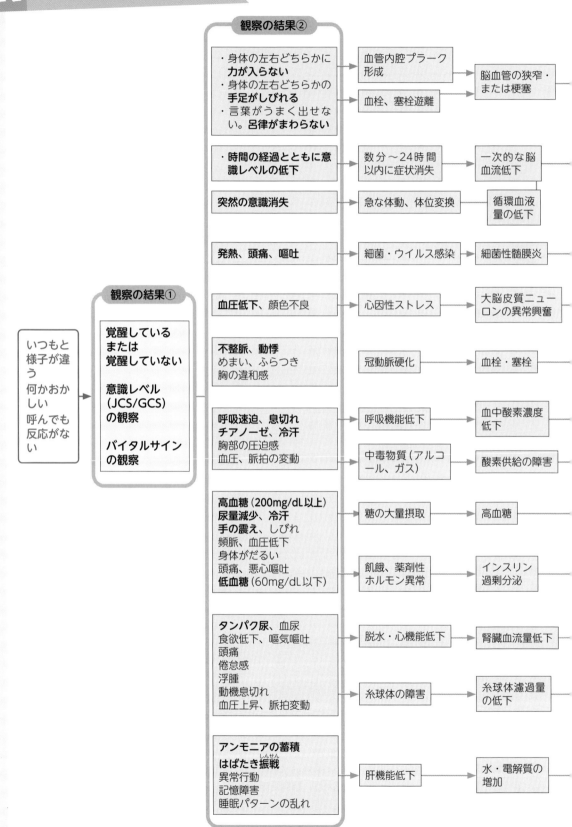

観察の結果②

・身体の左右どちらかに**力が入らない**
・身体の左右どちらかの**手足がしびれる**
・言葉がうまく出せない。**呂律がまわらない**
→ 血管内腔プラーク形成 → 脳血管の狭窄・または梗塞
→ 血栓、塞栓遊離 → 脳血管の狭窄・または梗塞

・**時間の経過とともに意識レベルの低下**
→ 数分〜24時間以内に症状消失 → 一次的な脳血流低下

突然の意識消失
→ 急な体動、体位変換 → 循環血液量の低下

発熱、頭痛、嘔吐
→ 細菌・ウイルス感染 → 細菌性髄膜炎

血圧低下、顔色不良
→ 心因性ストレス → 大脳皮質ニューロンの異常興奮

不整脈、動悸
めまい、ふらつき
胸の違和感
→ 冠動脈硬化 → 血栓・塞栓

呼吸速迫、息切れ
チアノーゼ、冷汗
胸部の圧迫感
血圧、脈拍の変動
→ 呼吸機能低下 → 血中酸素濃度低下
→ 中毒物質（アルコール、ガス） → 酸素供給の障害

高血糖（200mg/dL以上）
尿量減少、冷汗
手の震え、しびれ
頻脈、血圧低下
身体がだるい
頭痛、悪心嘔吐
低血糖（60mg/dL以下）
→ 糖の大量摂取 → 高血糖
→ 飢餓、薬剤性ホルモン異常 → インスリン過剰分泌

タンパク尿、血尿
食欲低下、嘔気嘔吐
頭痛
倦怠感
浮腫
動機息切れ
血圧上昇、脈拍変動
→ 脱水・心機能低下 → 腎臓血流量低下
→ 糸球体の障害 → 糸球体濾過量の低下

アンモニアの蓄積
はばたき振戦
異常行動
記憶障害
睡眠パターンの乱れ
→ 肝機能低下 → 水・電解質の増加

観察の結果①

いつもと様子が違う
何かおかしい
呼んでも反応がない
→
覚醒しているまたは覚醒していない

意識レベル（JCS/GCS）の観察

バイタルサインの観察

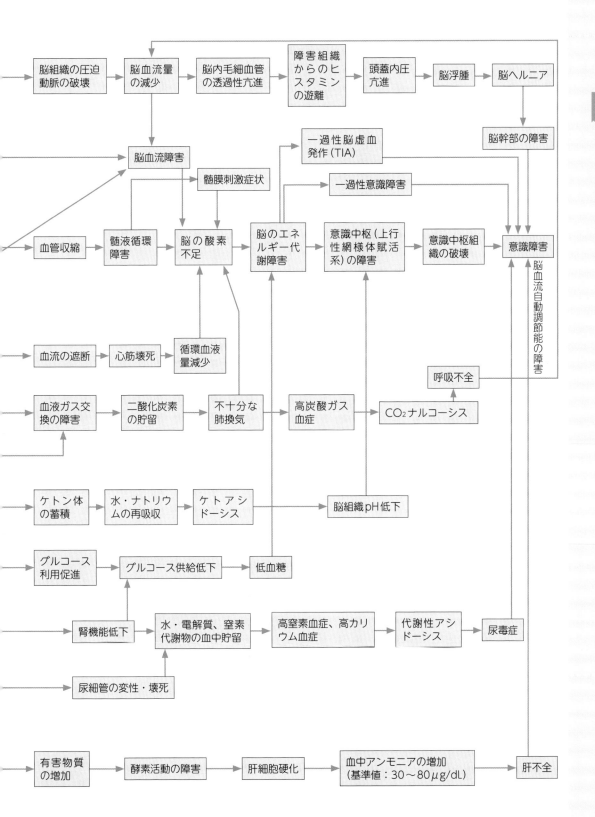

脳組織の圧迫
動脈の破壊 → 脳血流量
の減少 → 脳内毛細血管
の透過性亢進 → 障害組織
からのヒスタミンの遊離 → 頭蓋内圧
亢進 → 脳浮腫 → 脳ヘルニア

脳幹部の障害

脳血流障害

一過性脳虚血
発作(TIA)

髄膜刺激症状

一過性意識障害

血管収縮 → 髄液循環
障害 → 脳の酸素
不足 → 脳のエネ
ルギー代
謝障害 → 意識中枢(上行
性網様体賦活
系)の障害 → 意識中枢組
織の破壊 → 意識障害

脳血流自動調節能の障害

血流の遮断 → 心筋壊死 → 循環血液
量減少

呼吸不全

血液ガス交
換の障害 → 二酸化炭素
の貯留 → 不十分な
肺換気 → 高炭酸ガス
血症 → CO₂ナルコーシス

ケトン体
の蓄積 → 水・ナトリウ
ムの再吸収 → ケトアシ
ドーシス → 脳組織pH低下

グルコース
利用促進 → グルコース供給低下 → 低血糖

腎機能低下 → 水・電解質、窒素
代謝物の血中貯留 → 高窒素血症、高カリ
ウム血症 → 代謝性アシ
ドーシス → 尿毒症

尿細管の変性・壊死

有害物質
の増加 → 酵素活動の障害 → 肝細胞硬化 → 血中アンモニアの増加
(基準値：30〜80μg/dL) → 肝不全

12 倦怠感
fatigue

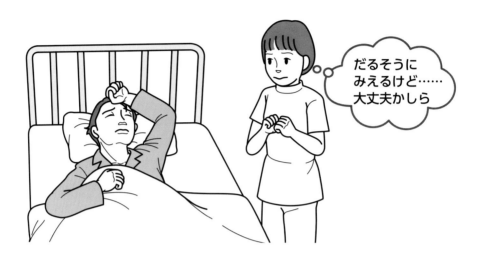

だるそうに
みえるけど……
大丈夫かしら

　倦怠感（fatigue、malaise）とは、何か行動を起こすための体力やエネルギーがない状態を意味しています。倦怠感は、易疲労感、だるさなどと同義語で、誰もが経験したことがある自覚的な症状です。身体だけでなく心身ともに消耗感があり、重く、力が入らないなどの状態も伴います。

　通常感じる倦怠感は、長時間労働や睡眠不足、ストレス、激しい運動などにより感じることが多く、これらは適切な休息をとったり、自分なりに考えられる原因に対する対処をとることにより軽減する生理的なものです。

　病的な倦怠感は、運動などの筋肉疲労によるだるさとは異なり、活動せずにじっとしていても疲労感や消耗感があり、身体を動かす気力や活力もない状態になります。

　この倦怠感は、療養する多くの人に認められる症状であり、さまざまな疾患や状態、さらにそれらが複合的にかかわって引き起こされます。しかし、その原因はまだ不明な点も多くあります。倦怠感は、日常生活全般に影響し、支障を与えます。その軽減に努めることは、その人の生活を整えるうえで欠かせません。

column

筋痛性脳脊髄炎／慢性疲労症候群

筋痛性脳脊髄炎／慢性疲労症候群（myalgic encephalomyelitis：ME/chronic fatigue syndrome：CFS）は、原因のわからない極度の疲労感が長期間続く病気で、①労作後の強い疲労・倦怠感による日常活動能力の低下、②睡眠障害、熟睡感のない睡眠、③認知機能の障害、④起立性調節障害（立ちくらみやめまい）などが、6か月以上持続ないし再発を繰り返します。なかでも労作後の消耗は、ごく軽度の身体活動や脳を使った活動後にみられるさまざまな症状（思考力の低下、睡眠障害、喉の痛み、頭痛など）の増悪であり、その状態が数時間、数日間、あるいは数週間も持続します。診断は、さまざまな疾患や病態を除外したうえで行われます。

観察項目

観察1 　倦怠感は主観的な訴えです。どのような感じ方なのか、つらさなのかをていねいに観察します。

・倦怠感の訴え・程度：その患者の独特の訴え方（表現）があれば、それをそのまま記述して残しましょう。
・倦怠感の発生状況、持続時間、経過：いつもあるのか、程度の変化はあるのか、どんなときに変化するのか。
・不快な自覚症状の訴え、内容、程度：脱力感、めまい、立ち眩み
・表情、姿勢、体位

観察2 　観察1に伴って自覚されている本人の不調について、身体的状況だけでなく、心理的、社会的状況についても変化や不調の有無を観察します。

・悪心・嘔吐、食欲不振、発汗、口渇、下痢の有無や程度
・頭痛、筋肉痛、関節痛の有無や程度
・肩こり、全身のこりの有無や程度
・無気力や注意力・集中力・思考力・記憶力低下の有無や変化

観察3 　観察1、2に関連する他覚的症状について、観察します。

・バイタルサイン：発熱、動悸、脈拍、血圧低下の有無・程度 、呼吸状態、意識状態をそのときの値だけでなく、継続的な変化についても観察します。
・黄疸、浮腫、脱水、貧血、筋力低下の有無や程度
・上記のほか他覚的症状の裏づけとなる検査の結果：血液検査、肝機能検査、腎機能検査、電解質検査、血清タンパク質など
・体重減少の有無や程度

観察4 　倦怠感が、その患者の生活にどのような支障をもたらしているのか、観察します。

・日常生活動作行動の低下の有無、程度、内容
・休息や睡眠の状態

◆倦怠感は主観であることから、訴えの程度・状況が客観的な倦怠感の程度と一致しない場合もあります。その差異を少なくするためには対象者の訴えとともに各種のスケールを活用して総合的に判断・検討していくことが重要です。

◆日常生活や労働等のパフォーマンスステータス（Performance status：PS）による評価 は、日常生活や労働などのパフォーマンスステータス（PS値）を問う質問票により、対象者が自分で身のまわりのことをどこまでこなせるかを評価することができます（**表12-1**）。

表12-1　日常生活や労働等のパフォーマンスステータス（PS値）

0：倦怠感がなく平常の生活ができ、制限を受けることなく行動できる。
1：通常の社会生活ができ、労働も可能であるが、倦怠感を感ずるときがしばしばある。
2：通常の社会生活ができ、労働も可能であるが、全身倦怠の為、しばしば休息が必要である。
3：全身倦怠の為、月に数日は社会生活や労働ができず、自宅にて休息が必要である。
4：全身倦怠の為、週に数日は社会生活や労働ができず、自宅にて休息が必要である。
5：通常の社会生活や労働は困難である。軽作業は可能であるが、週のうち数日は自宅にて休息が必要である。
6：調子のよい日は軽作業可能であるが、週のうち50％以上は自宅にて休息している。
7：身の回りのことはでき、介助も不要ではあるが、通常の社会生活や軽作業は不可能である。
8：身の回りのある程度のことはできるがしばしば介助が要り、日中の50％以上は就床している。
9：身の回りのことはできず、常に介助が要り、終日就床を必要としている。

（厚生労働省，調査責任者遊道和雄：事業実施報告書-慢性疲労症候群患者の日常生活困難度調査事業，https://www.mhlw.go.jp/file/06-Seisakujouhou-10900000-Kenkoukyoku/0000104377.pdf）

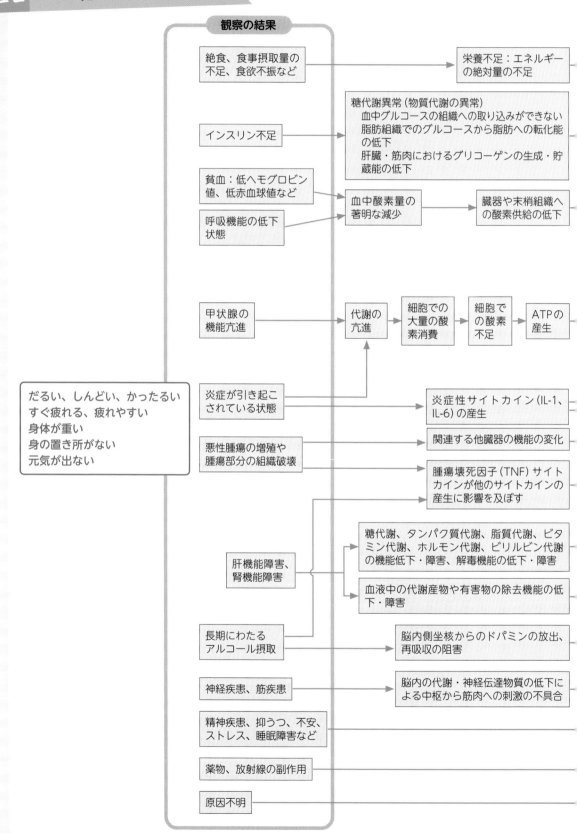

観察の結果

絶食、食事摂取量の不足、食欲不振など → 栄養不足：エネルギーの絶対量の不足

インスリン不足 → 糖代謝異常（物質代謝の異常）
　血中グルコースの組織への取り込みができない
　脂肪組織でのグルコースから脂肪への転化能の低下
　肝臓・筋肉におけるグリコーゲンの生成・貯蔵能の低下

貧血：低ヘモグロビン値、低赤血球値など
呼吸機能の低下状態
→ 血中酸素量の著明な減少 → 臓器や末梢組織への酸素供給の低下

甲状腺の機能亢進 → 代謝の亢進 → 細胞での大量の酸素消費 → 細胞での酸素不足 → ATPの産生

だるい、しんどい、かったるい
すぐ疲れる、疲れやすい
身体が重い
身の置き所がない
元気が出ない

炎症が引き起こされている状態 → 炎症性サイトカイン（IL-1、IL-6）の産生

悪性腫瘍の増殖や腫瘍部分の組織破壊 → 関連する他臓器の機能の変化

→ 腫瘍壊死因子（TNF）サイトカインが他のサイトカインの産生に影響を及ぼす

肝機能障害、腎機能障害 → 糖代謝、タンパク質代謝、脂質代謝、ビタミン代謝、ホルモン代謝、ビリルビン代謝の機能低下・障害、解毒機能の低下・障害

→ 血液中の代謝産物や有害物の除去機能の低下・障害

長期にわたるアルコール摂取 → 脳内側坐核からのドパミンの放出、再吸収の阻害

神経疾患、筋疾患 → 脳内の代謝・神経伝達物質の低下による中枢から筋肉への刺激の不具合

精神疾患、抑うつ、不安、ストレス、睡眠障害など

薬物、放射線の副作用

原因不明

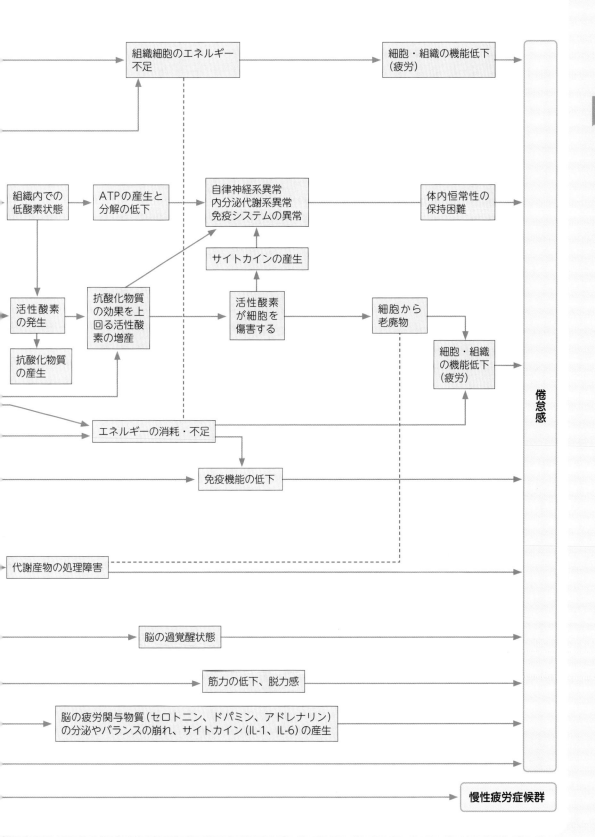

13 浮腫
edema

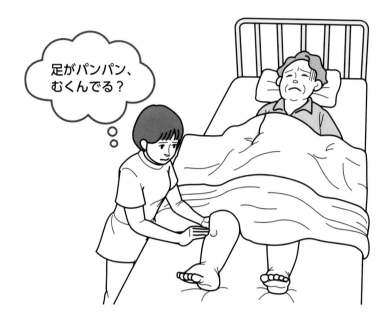

　浮腫（むくみ）とは、さまざまな原因により細胞外液のうち組織間液が異常に増加した状態をいい、全身あるいは局所の皮下組織に水分（体液）が貯留した状態です。浮腫はむくみともいいます。看護診断では、体液量過剰（余分な水分摂取と体液貯留の両方。またはいずれか一方がみられる状態）と定義されています。

　浮腫は全身性に起こる全身性浮腫と身体のある部分に限局して起こる局所性浮腫とに分けられます。浮腫が起こる原因は、局所性因子〔毛細血管内の水分の間質への移動および全身性因子（腎における水・電解質調整）〕です。全身性浮腫では全身性因子と局所性因子の両方が、主に関与します。

　患者の症状・訴えとしては顔や手足がはれぼったい、急に体重が増えた、足がむくむなどがあります。浮腫は全身性浮腫と局所性浮腫に分類されるため、どちらの浮腫であるのかを確認します。また、浮腫がある部分の皮膚の状態（圧痕の回復の速度、熱感の有無色調など）も併せて観察します。

浮腫と腫脹の違い

浮腫は腫れているところを指で圧迫すると圧痕（指の跡）が残りますが、腫脹の場合は、指で圧迫しても圧痕は残りません。これは、浮腫は毛細血管から間質腔に水分が出て間質液が貯留しているのに対し、腫脹は炎症を伴う血管の透過性の亢進により、臓器あるいは組織体積が増大している状態であるからです。

観察項目

観察1 浮腫の有無と程度について、観察します。
・**浮腫の部位**：全身性か、局所性か
　　　＜浮腫を確認しやすい部位＞
　　　　上肢（手指、手背、前腕）、下肢〔足背、下腿（脛骨前面）〕、顔面（眼瞼、顔面は腫れぼったい感じ）。
　　　　重力の関係で身体の下になっている部分にみられます。
・**浮腫の程度**：皮膚圧痕の有無と程度
　　　＜浮腫の観察方法＞
　　　　前脛骨部や足背を観察者の拇指で5～10秒間ゆっくり圧迫し、離したときに圧痕が残るかどうかを観察します。浮腫の程度は、**図13-1**に沿って、圧痕の深さと元に戻る所要時間で評価します。
・**浮腫の出現時期や経過**：いつから出現しているのか、どんなときに出現するのか（長距離歩行後に下肢に、朝起きたときに顔になど）
・**浮腫部位の皮膚の状態**：皮膚の損傷の有無と程度、皮膚の色、皮膚温（手掌を用いて観察します）、乾燥の有無や程度

観察2 浮腫に付随して生じることのある症状について、観察します。
・**呼吸困難、倦怠感、食欲不振、四肢の冷感の有無と程度**
・**体重の変化**：普段の体重より増加していないか。
・**尿・排尿の状態**：尿量、排尿回数

観察3 浮腫に伴う日常生活動作への影響がないかどうかを観察します。
・浮腫に伴う四肢の運動制限およびADLの状況
・バイタルサイン：呼吸、脈拍、血圧、意識、体温

観察4 上記の観察結果から、必要に応じて、検査等が行われます。それらの結果についても確認していきましょう。

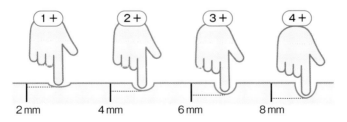

1＋：わずかに圧痕を認める。　　　　　　　　　　　2mm
2＋：明らかな圧痕を認めるが、数秒で元に戻る。　　4mm
3＋：深い圧痕を認め、元に戻るのに10～20秒かかる。6mm
4＋：非常に深い圧痕を認め、元に戻るのに30秒以上かかる。8mm

図13-1　浮腫の評価
（Susan F. Wilson, Jean Foret Giddens: Health assessment for nursing practice. p.421, Mosby, 2001 より作成）

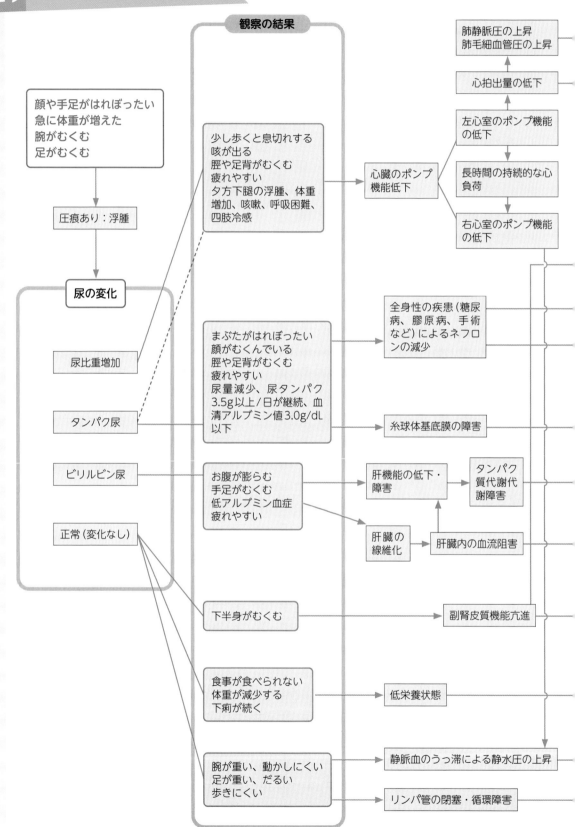

観察の結果

顔や手足がはれぼったい
急に体重が増えた
腕がむくむ
足がむくむ

圧痕あり：浮腫

尿の変化

尿比重増加

タンパク尿

ビリルビン尿

正常（変化なし）

少し歩くと息切れする
咳が出る
脛や足背がむくむ
疲れやすい
夕方下腿の浮腫、体重
増加、咳嗽、呼吸困難、
四肢冷感

まぶたがはれぼったい
顔がむくんでいる
脛や足背がむくむ
疲れやすい
尿量減少、尿タンパク
3.5g以上/日が継続、血
清アルブミン値3.0g/dL
以下

お腹が膨らむ
手足がむくむ
低アルブミン血症
疲れやすい

下半身がむくむ

食事が食べられない
体重が減少する
下痢が続く

腕が重い、動かしにくい
足が重い、だるい
歩きにくい

心臓のポンプ
機能低下

全身性の疾患（糖尿
病、膠原病、手術
など）によるネフロ
ンの減少

糸球体基底膜の障害

肝機能の低下・
障害

肝臓の
線維化

肝臓内の血流阻害

副腎皮質機能亢進

低栄養状態

静脈血のうっ滞による静水圧の上昇

リンパ管の閉塞・循環障害

肺静脈圧の上昇
肺毛細血管圧の上昇

心拍出量の低下

左心室のポンプ機能
の低下

長時間の持続的な心
負荷

右心室のポンプ機能
の低下

タンパク
質代謝代
謝障害

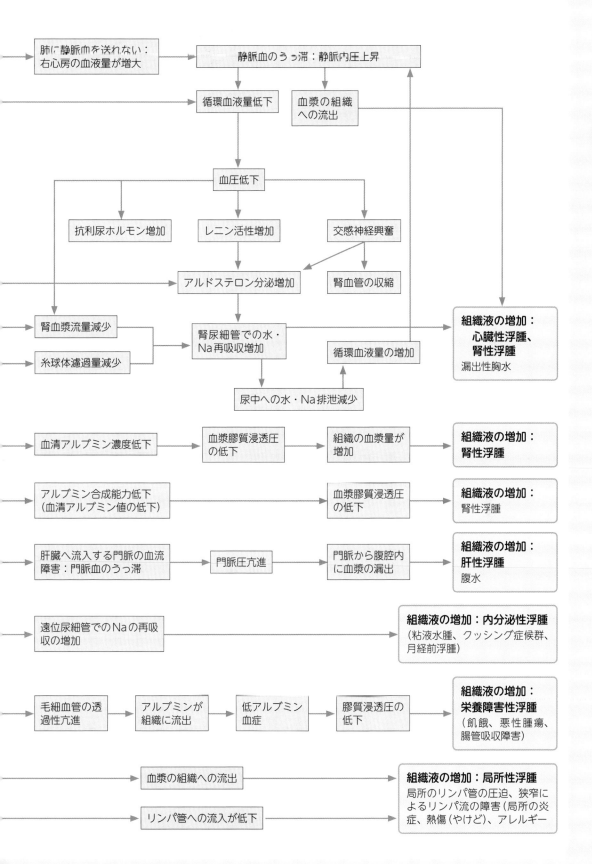

📖 引用文献

1) 和田攻，南裕子，小峰 光博総編集：看護学大辞典，第2版， p .1476，医学書院，2010

📖 参考文献

・高木永子監修：看護過程に沿った対症看護，病態生理と看護のポイント，第5版，学研メディカル秀潤社，2018
・病気がみえる vol.4　呼吸器，第3版，メディックメディア，2018
・清村紀子ほか編：機能障害からみたからだのメカニズム，医学書院，2014
・横山美樹：はじめてのフィジカルアセスメント，第2版，メヂカルフレンド，2019
・任和子 他：基礎看護技術II，系統看護学講座 専門分野 基礎看護学[3]，医学書院，2021
・排泄ケアナビ：排便のメカニズム - ブリストルスケールによる便の性状分類，
　　https://www.carenavi.jp/ja/jissen/ben_care/shouka/shouka_03.html
・香春知永ほか編：基礎看護技術　看護過程のなかで技術を理解する，改訂第3版，南江堂，2018
・T. ヘザー・ハードマン他：NANDA-I 看護診断 - 定義と分類2021-2023，原著第12版，医学書院，2021
・病気がみえる vol.7　脳・神経，第2版，メディックメディア，2017
・山内豊明：フィジカルアセスメントガイドブック－目と手と耳でここまでわかる，第2版，医学書院，2011
・工藤次郎：機能障害からみたからだのメカニズム，医学書院，2014
・大熊輝雄：睡眠の臨床，医学書院，1977
・井上智子他編集：緊急度・重症度からみた症状別看護過程＋病態関連図，第3版，医学書院，2019
・阿部俊子監修：エビデンスに基づく症状別看護ケア関連図改訂版，中央法規出版，2013
・根拠がわかる症状別看護過程こころとからだの69症状・事例展開と関連図，改定第3版，南江堂，2016
・小川節郎：医療従事者のための痛みガイドブック，技術評論社，2015
・倉石泰：慢性痛とは，基礎的見地から - 動物モデルからみた慢性痛，医学のあゆみ，23（1）：4，2002
・伊藤和憲：いちばんやさしい痛みの治療がわかる本，医道の日本社，2017
・中野昭一：病態生理・生化学・栄養　図説・病気の成立ちとからだ，医歯薬出版，1981
・増田敦子：新訂版 解剖生理学おもしろく学ぶ，サイオ出版，2018
・田口敏彦：疼痛医学，医学書院，2020
・渡辺皓ほか：新訂版 図解ワンポイント解剖学，第2版，サイオ出版，2023
・厚生労働省，調査責任者遊道和雄：事業実施報告書 - 慢性疲労症候群患者の日常生活困難度調査事業，
　　https://www.mhlw.go.jp/file/06-Seisakujouhou-10900000-Kenkoukyoku/0000104377.pdf
・筋痛性脳脊髄炎 / 慢性疲労症候群 情報サイト：https://mecfsinfo.net
・山田幸宏：臨地実習に生かす病態と治療，サイオ出版，2021

第 **3** 章

症状関連図を活用して
看護を展開する

1 症状関連図を活用して看護を展開するための5つのStep

　第3章では、第2章で示した症状関連図（以下、関連図）をどのように活用すれば、目の前の対象に必要な看護を提供できるのか、その看護展開について、乳がんの患者の事例で説明していきます。

　関連図を活用した看護展開は、患者さんへの気がかりから必要な看護を見出していくための5つのStepから成り立っています。

　　出発＝気がかり（患者の言葉、行動、身体的状態など）
　　　　↓
　　Step 1 ▶本当にこの症状が起こっているのかを探る
　　　　↓
　　Step 2 ▶観察を進め、この症状が起こっていることを確定する
　　　　↓
　　Step 3 ▶この症状の原因を探り、明確にする
　　　　↓
　　Step 4 ▶この患者さんの症状の成り立ちを知識を使って確認する
　　　　↓
　　Step 5 ▶症状が起こるメカニズムを看護ケアに生かす

2 事例紹介

■基本情報

・**Aさん**：女性・55歳、夫が経営しているクリーニング店の事務的な仕事をしている。
・**診断**：右乳がん
・**治療**：11/ 1　右胸筋温存乳房切除術＋腋窩リンパ節郭清術
　　　　　11/ 6　ドレーン（右腋窩部、右乳房皮下）抜去
　　　　　11/13　退院

■これまでの経過

　Aさんは、手術後、ドレーンが抜去され、リハビリテーションも積極的に行い順調に経過していた。しかし、ドレーン抜去後、創部に発赤・腫脹が起こり、点滴で抗生剤が投与された。

　3週間前に退院し、本日（12/ 4）は経過観察のための外来受診日で、次のように話している。

　「退院後は、家で少しずつ家事をしたりしていたの。お店のことも短い時間で少し事務のことはやっていたけど、この2～3日は何もできなくて、本当は私ができたほうがいいのだけど……。いまはパートの人にお願いしているの。この頃、右腕がだるくて腫れぼったい感じ……。傷の治りもきれいじゃなくて、ひきつったような感じよね。そのせいかしら、右腕が上がりにくくなった気がするの。洗濯物を干すのも片手でやっている感じ。これからどうなるのかしら、腕が上がらなくなったりしないわよね。傷はきれいになるのかしら。今日、先生に何を言われるか、心配で眠れなかった」

　受診後、検査とリハビリテーション目的で入院となる。

3　気になった情報に着目して、対象に起こっている症状とメカニズムを理解しよう

　どのような患者さんに出会ったときにもそうですが、まずは患者さんに会って、気になったこと（気がかり）から出発しましょう。

　患者さんと実際に会えば、会話からだけの情報ではなく観察したこともあるでしょう。今回は紙面上ですので、Aさんの話した内容から、気になったことをとりあげてみます。

着目点❶　この頃、右腕がだるくて腫れぼったい感じ……

　この言葉から、皆さんは、どんな症状をイメージしましたか？「だるくて」は、＜倦怠感＞のことでしょうか、「熱っぽい」とか「痛い」とは話されていませんね。Aさんは、ただ「だるくて」と話されているのではなく、「右腕がだるくて腫れぼったい感じ」と話されていますので、＜倦怠感＞ではなく＜浮腫＞の関連図（72ページ）を見てみましょう。

　ここからは、この関連図をどのように活用していけばよいのか、活用していくことで何が見えてくるのかを段階を追って示していきます。

Step 1 ▶ 本当に浮腫が起こっているのかを探る

　まず、＜浮腫＞の解説文と、関連図のはじめの吹き出しをみてください。解説文には『患者の症状・訴えとしては「顔や手足がはれぼったい、足がむくむ」とあります。まさにAさんの状況ですね。この症状の関連図を見ていくと、Aさんの症状は本当に＜浮腫＞なのか、浮腫だとしたら、なぜ起こっているのか、が見えてきそうです。

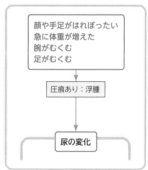

> 　患者の症状・訴えとしては顔や手足がはれぼったい、急に体重が増えた、足がむくむなどがあります。浮腫は全身性浮腫と局所性浮腫に分類されるため、どちらの浮腫であるのかを確認します。また、浮腫がある部分の皮膚の状態（圧痕の回復の速度、熱感の有無色調なども併せて観察します。

Step 2 ▶ 観察を進め、浮腫が起こっていることを確定する

　次に、「観察項目」を見てください。

> ［観察1］　浮腫の有無と程度について、観察します。
> ・浮腫の部位：全身性か、局所性か
> 　＜浮腫を確認しやすい部位＞
> 　　上肢（手指、手背、前腕）、下肢〔足背、下腿（脛骨前面）〕、顔面（眼瞼、顔面は腫れぼったい感じ）。
> 　　重力の関係で身体の下になっている部分にみられる。
> ・浮腫の程度：皮膚圧痕の有無と程度

「浮腫の有無と程度」とあります。

　ここでは、Aさんの「右腕がだるくて腫れぼったい感じ……」という主観的情報だけで起こっている症状を決めるのではなく、客観的な情報を集めていきます。

　訴えのある右腕はもちろん、左腕も、足も、全身を観察します。観察の方法としては、「浮腫の程度」に書かれている"圧痕"を見ていきましょう。これらの結果、右腕のみ圧痕があるようでしたら、Aさんに起こっている症状は＜浮腫＞であると判断できます。

　ちなみに、圧痕の観察の仕方や、圧痕以外での浮腫の有無の判断や、浮腫の増強や軽減を判断するための方法として、四肢や腹部は、外周をメジャーで計測する方法があります。リンパ浮腫の場合、10mm以上の増加で浮腫の診断ができます。浮腫に関する参考書などを活用していきましょう。

Step 3 ▶ 浮腫の原因を探り、明確にする

　症状の確定ができたら、この浮腫は何によるものなのかを関連図をたどっていきましょう。

　＜浮腫＞では、まず「尿の変化」に着目します。尿の変化は、尿量の観察や検査結果で判断しますが、Aさんの場合、尿に関する情報はありません。まずは「正常」であると判断し、次を見てみましょう。「正常」の場合、「下半身のむくみ」か、「栄養状態」に関する項目や、「腕や足のだるさ」に関する項目のいずれかを見ます。Aさんは、「右腕がだるくて腫れぼったい感じ……」と話しているので、「腕や足のだるさ」の項目をたどるとよさそうです。その先を見ると、「静脈血のうっ滞による静脈圧の上昇」と、「リンパ管の閉塞・循環障害」とあります。

　ここまでの関連図の流れを整理すると、＜浮腫＞という患者さんの症状が確定したら、まずは尿の変化に着目すること、尿の変化がなく下半身のむくみや低栄養状態でない場合の原因は、「静脈血のうっ滞による静脈圧の上昇」または「リンパ管の閉塞・循環障害」であると予測ができるということです。

　では、Aさんの原因は、このどちらと考えられるでしょうか。ここで、これまでの情報を思い返してみましょう。つながるものはありませんか。Aさんは、右乳がんを診断され、右胸筋温存乳房切除術と腋窩リンパ節郭清術を受けた患者さんでした。この病気や術式のことを調べてみましょう。この術式では合併症として「リンパ浮腫」があげられていることでしょう。Aさんの＜浮腫＞は、右上肢に起こっていることから考えても、リンパ管の閉塞・循環障害により＜浮腫＞が起こっていると考えてよさそうです。

圧痕あり：浮腫

尿の変化

尿比重増加

タンパク尿

ビリルビン尿

正常（変化なし）

腕が重い、動かしにくい
足が重い、だるい
歩きにくい

静脈血のうっ滞による静水圧の上昇

リンパ管の閉塞・循環障害

Step 4 ▶ この患者さんの浮腫の成り立ちを知識を使って確認する

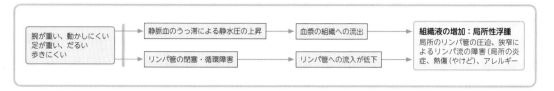

| 腕が重い、動かしにくい 足が重い、だるい 歩きにくい | → | 静脈血のうっ滞による静水圧の上昇 | → | 血漿の組織への流出 | → | **組織液の増加：局所性浮腫** 局所のリンパ管の圧迫、狭窄によるリンパ流の障害（局所の炎症、熱傷（やけど）、アレルギー） |
| | → | リンパ管の閉塞・循環障害 | → | リンパ管への流入が低下 | | |

　ここまで来たら、あとは関連図をたどって、Aさんの＜浮腫＞の成り立ちを知識を使って理解しましょう。症状の成り立ちを理解するときは、解剖生理学の知識を活用します。

　リンパ管を含むリンパ系の大きな2つの役割は何だったでしょうか。1つは病原微生物を含む異物を捉えて免疫系を活性化させる機能、もう1つは、全身の細胞間に存在する組織液の一部をリンパ管に吸収して体液の循環をコントロールする役割です。関連図をたどっていくと、Aさんはリンパ節郭清術でリンパ管が切除されたことにより「リンパ管の閉塞・循環障害」が起こり、組織液のリンパ管への流入が低下し、吸収されなかった組織間液が細胞間に溜まって起こっている、ということが理解できます。

Step 5 ▶ 浮腫が起こるメカニズムを看護ケアに生かす

　ここまで、Aさんに起こっている＜浮腫＞のメカニズムを「リンパ管の閉塞・循環障害」→「リンパ管への組織液の流入が低下」による「組織間液の増加」であることを明らかにしました。ということは、看護ケアはここを改善することが必要ということです。たとえば、リンパの流れを促すための、弾性包帯の着用や、セルフマッサージや運動の援助が見えてきます。

　関連図の、いま見てきた「リンパ管の閉塞・循環障害」の少し上を見てください。同じ、「尿の変化がない場合」で、「下半身のむくみ」があります。このメカニズムをたどっていくと、原因のメカニズムは「副腎皮質機能亢進」による「遠位尿細管でのNaの再吸収の増加」→「組織間液の増加」です。この場合の看護援助は、先ほどのリンパの流れを促すための、弾性包帯の着用や、セルフマッサージや運動では全く意味がないことがわかりますか。必要なのは、塩分や水分の摂取量のコントロールであることが見えてきます。

　このように、同じ＜浮腫＞でも、メカニズムによって、看護ケアは異なります。患者さんに、根拠をもって意味のある看護ケアを行うためには、症状が起こっているメカニズムを理解することの重要性の意味はここにあるのです。

着目点❷ **傷の治りもきれいじゃなくて、ひきつったような感じよね。 そのせいかしら、右腕が上がりにくくなった気がするの**

　この言葉から、皆さんはどんな症状を思い浮かべましたか。「傷の治りもきれいじゃなくて、ひきつった感じよね」という言葉からまずは傷を観察することから始めると思います。観察すると、傷の感染（感染の4徴候を頭に思い浮かべて観察しましょう）が判断でき、看護援助が見えてきます。ここでは、この言葉の後に続く、「そのせいかしら、右腕が上がりにくくなった気がするの」という言葉に着目します。本書で取り上げている症状を眺めてください。該当する症状として＜身体可動性障害＞があります。Aさんに起こっているのは、この＜身体可動性障害＞でしょうか。

Step 1 ▶ 本当に身体可動性障害が起こっているのかを探る

　まず、活用できそうな症状の項目があったら、まず解説文を読んでみるのでしたね。解説文を見てみましょう。＜身体可動性障害＞の解説文を読むと、「胴体あるいは1つ以上の四肢の、意図的な自動運動に限界のある状態」とあります。Aさんの「右腕が上がりにくくなった気がするの」という訴えに一致しそうです。

> 　身体可動性障害は、「活動・運動」の障害です。定義は、「胴体あるいは1つ以上の四肢の、意図的な自動運動に限界のある状態」です（NANDA-Ⅰ看護診断　定義と分類 2021-2023）。

Step 2 ▶ 観察を進め、身体可動性障害が起こっていることを確定する

　次に、この症状が本当に起こっているのか、確認しましょう。

　Aさんは、「ひきつったような感じよね。そのせいかしら、右腕が上がりにくくなった感じがするの」と話しています。このことは、関節が動きにくいということでしょうか。その場合、肩関節なのでしょうか、肘関節なのでしょうか。

　まずは、観察1の骨、骨格筋、関節、神経系の状態を見てみましょう。Aさんは「右腕が上がりにくくなった感じ」と話されていますので、②の関節可動域（ROM）を中心に観察していきます。「関節可動域の測定は、関節がどの程度動くかを見るためのものです。どの部位がどこまで動かせるのか、基本軸から移動軸の間を測定します。基本的な動きや左右差の有無などを観察します」と書かれています。これに基づいて、実際のAさんの関節可動域を観察しましょう。実際の観察方法はフィジカルアセスメントのテキストなどを活用してください。その結果、左腕よりも挙上が低く、肩関節の可動域が基準よりも狭いようでしたら、＜身体可動性障害＞があると判断できそうです。Aさんは、右肩関節の屈曲が110度、外転が90度でした。これでAさんに＜身体可動性障害＞が起こっていると判断できます。

　もしも、関節可動域が基準の範囲でしたら、症状の確定にはほかの観察が必要です。訴えをもとに、「徒手筋力テスト（MMT）」や、「姿勢・歩行の観察」を行いましょう。

Step 3 ▶ 身体可動性障害の原因を探り、明確にする

　症状の確定ができたら、この症状が起こる原因を探るのでしたね。＜身体可動性障害＞の関連図の先を見てみましょう。

　関連図のいちばん左側に目を向けてみてください。「どうして動かないのかな？　その部位の関節・骨・筋肉・支配神経はどうなっているのかな？」と続きます。どの症状を確認するときも、「どうしてこの症状が起こっているのだろう」と考え始めることが重要です。この疑問をもって、さらに関連図をたどっていきましょう。

　その次の列は、「動かすと痛い、力が入らない、動かない」「動かない、関節が動きにくい、関節を動かすと痛い」「力が入らない、保っていられない、動き方がスムーズでない」「動くのに時間がかかる、どうやったらよいのかわからない」の4つの症状に分かれています。身体が動かないことをさらに観察し、この4つのうちのどの症状が起こっているのか考えてみましょう。

　Step 2で、Aさんは、肩関節が動かしにくい状態であることを観察し、確定しました。症状と

しては、2つ目の「関節が動きにくい＝関節可動域制限」
ということになります。

　では、その原因は何でしょう。その右の列に目を移す
と、「拘縮」「皮膚の進展性の低下」「硬直」とあります。
Aさんの「関節可動域制限」の原因はこの3つのうちの
どれになるのでしょうか、考えてみましょう。

　Aさんは右乳がんを診断され、右胸筋温存乳房切除術
と腋窩リンパ節郭清術を受けた方です。退院後3週間が
経過していますから、手術後およそ1か月が経過してい
ると考えられます。右胸筋温存乳房切除術と腋窩リンパ
節郭清術1か月後というと、身体の変化はどのようなこ
とが予測できるでしょうか。手術後晩期に起こりやすい
症状として、「瘢痕拘縮によるひきつれ」があります。
これは、皮膚および皮下に瘢痕組織が形成され、収縮性
の拘縮を起こした状態です。とくに感染などを併発した
場合は、術後1か月頃より皮膚と大胸筋との間にひきつ
れを生じます。Aさんは、術後、ドレーン抜去後に創部
に発赤・腫脹が起こり、点滴で抗生剤が投与されていま
したね。いま、「傷の治りもきれいじゃなくて、ひきつ
った感じよね」と話されています。ここまで考えると、Aさんの「関節可動域制限」の原因は、1
つ目に「皮膚の伸展性の低下」であることがみえてきました。

　次に「拘縮」と「強直」です。皆さんは関節の働きと「拘縮」「強直」について、すでに学習された
でしょうか。関節は、骨端、関節軟骨、関節包、滑膜、靭帯などで構成されており、その可動は、
関節軟骨、滑膜、滑液の働きと筋肉の収縮によって、摩擦を小さくしなやかに行われます。

　「拘縮」と「強直」は、いずれも関節可動域（ROM）が低下した状態で、「拘縮」は主に関節包外の
靭帯、筋肉の短縮や癒着などによって生じ、「強直」は関節包内の構成体である骨、関節軟骨や骨
膜の病変によって生じます。Aさんには、関節に病変があるという情報はありませんので、「強直」
ではなく「拘縮」が起こっていると考えてよいのではないでしょうか。Aさんの「関節可動域制限」
の原因の2つ目は「拘縮」ということになります。

　さて、ここまでAさんの＜身体可動性障害＞の原因を見てきましたが、本当に「関節可動域制限」
だけで確定してよいか、もう一度Aさんの症状と「**観察の結果①**」の4つの項目を眺めてみましょ
う。

　Aさんは、「右腕が上がりにくくなった気がするの」と話しています。これは3つ目の項目の「動
き方がスムーズでない」にも該当するのではないでしょうか。関連図の右側に目を移すと、「筋力
の低下」、「運動の異常」につながっています。「運動の異常」は脳の障害によるもので、Aさんに脳

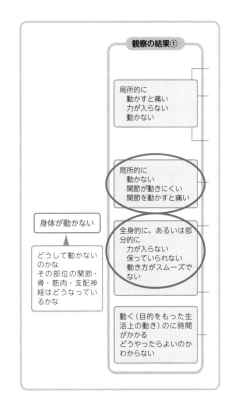

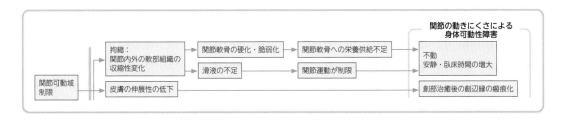

の異常に関する情報はありません。

　では「筋力の低下」は起こっているでしょうか。先ほど、Ａさんの疾患と手術について、とくに「感染などを併発した場合は、術後１か月頃より皮膚と大胸筋との間にひきつれを生じる」ことを確認しました。皮膚のひきつれだけでなく、「皮膚と大胸筋の間にひきつれ」とありましたね。皆さんは、肩の関節を動かす筋肉を覚えていますか。もちろん三角筋や僧帽筋、肩甲挙筋などがありますが、大胸筋も肩関節の屈曲などに大きくかかわっています。Ａさんの右肩の屈曲・外転が難しくなった原因は大胸筋の筋力低下も考えられるのではないでしょうか。このように考えると、Ａさんの＜身体可動性障害＞の原因は、「筋力の低下」もありそうです。

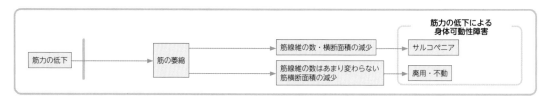

Step 4 ▶ この患者さんの身体可動性障害の成り立ちを知識を使って確認する

　ここまできたら、あとは関連図をたどって、Ａさんの＜身体可動性障害＞の成り立ちを理解しましょう。症状の成り立ちを理解するときは、解剖生理学等の知識を活用します。

　Step 3 までで見てきたとおり、「Ａさんの＜身体可動性障害＞の原因は、皮膚の進展性の低下と関節の拘縮に起因する「関節可動域制限」と、そして、「筋力の低下」でした。さらに「関節可動域制限」の原因の１つ目は、「皮膚の進展性の低下」でした。関連図を右にたどると、その原因は「創部治癒後の創辺縁の瘢痕化」とあります。

　Ａさんは手術により皮膚を切開し手術創ができました。手術創の治癒過程ではコラーゲン繊維の架橋結合による過剰増殖により創辺縁の瘢痕化が起こります。皮膚の瘢痕化は、広範囲に皮膚の弾性を失い、関節の動きを妨げるようになります。これが関節を動きにくくしている原因です。

　２つ目の原因は「関節の拘縮」でした。「関節の拘縮」は、関連図にもあるとおり、「関節内外の軟部組織の収縮性変化」です。関連図を右にたどっていくとそのメカニズムが見えてきます。「関節軟骨の硬化・脆弱化を引き起こす関節軟骨への栄養供給不足」と「滑液の不足を引き起こす関節運動の制限」です。

　Ａさんは、手術後、手術部位の安静が必要でした。さらに手術後はリハビリテーションを行って退院しましたが、現在は「だるくて腫れぼったい感じ」で、とくにこの２〜３日は何もできていなかったと話していることから、患側である右上肢は動かしていなかったことが想像できます。関連図の一番右の「不動」の状態から「関節の拘縮」が起こっていることが理解できました。

　もう１つ、Ａさんの＜身体可動性障害＞の原因は、「筋力の低下」でしたね。同じように関連図を右にたどってみましょう。「筋力の低下」は、「筋の萎縮」によって引き起こされることが見えてきます。筋肉の構造を思い出してください。筋肉（骨格筋）は、筋繊維（筋細胞）という細長い細胞が多数集まって束となり、筋膜という膜に包まれているという構造です。

　関連図をさらにたどっていくと、「筋の萎縮」は、この筋肉を構成している「筋繊維」の変化です。「筋繊維の数が減少」する「サルコペニア」と、「筋繊維の数は変わらず筋横断面積の減少」する「廃用・不動」がメカニズムであることが見えてきます。サルコペニアは、主に加齢による全身の筋肉量減少とそれに伴う筋力低下や運動機能の低下ですので、55歳のＡさんの、右上肢に限った拘縮には一致しないように考えられます。先に述べた「拘縮」と同様に、「筋力の低下」も、術後の手術

部位安静による「廃用・不動」によるものと考えられます。

Step 5 ▶ 身体可動性障害が起こるメカニズムを看護ケアに生かす

　症状が起こるメカニズム、すなわち、症状を起こしている原因をとらえることが、その人に意味のある看護ケアにつながることは、＜浮腫＞の項目でもお話ししました。

　さて、**Step 1 ～ Step 4** で明らかになったAさんの＜身体可動性障害＞の状態と原因を確認してみましょう。

　Aさんの＜身体可動性障害＞は、右肩の関節の屈曲・外転がしにくいという状態でした。その原因は「創部治癒後の創辺縁の瘢痕化」による皮膚の進展性の低下と、安静による肩関節の拘縮、そして、不動による筋肉の萎縮でした。何度もお話しするようですが、この原因が看護計画に生かされていきます。看護ケアとしては、肩関節の拘縮を予防・軽減、そして肩関節を動かすために必要な筋肉の萎縮に対するリハビリテーションの必要性が見えてきますね。

着目点❸ 今日、先生に何を言われるか、心配で眠れなかったの

Step 1 ▶ 本当に睡眠障害（不眠）が起こっているのかを探る

　Aさんは、「眠れなかったの」と話しています。本書の関連図には、＜睡眠障害（不眠）＞の項目がありますが、Aさんのこの言葉で＜睡眠障害（不眠）＞と、とらえてよいのでしょうか。まず、解説文を見てみましょう。

> 睡眠障害（不眠）とは、時間的、内容的にも睡眠が不十分であると感じ、また苦痛を覚え、
> 身体的・精神的・社会的生活に支障をきたしていると本人が自覚した状態をいいます。

　「時間的、内容的にも睡眠が不十分であると感じるとともに苦痛を覚え、身体的・精神的・社会生活に支障をきたしていると本人が自覚した状態」とあります。身体的・精神的・社会的に支障をきたしているかどうかは情報としてはありませんが、Aさんがあえて「眠れなかったの」と自覚して話していることから**Step** を進めて判断してみましょう。

Step 2 ▶ 観察を進め、睡眠障害（不眠）が起こっていることを確定する

観察項目

- 観察1　睡眠時間や睡眠のリズム、型を観察します。
- 観察2　睡眠に対する本人の満足感などを観察します。
- 観察3　活動と休息の状態を観察します。
- 観察4　不眠に伴うその他の症状や生活上の支障について、観察します。
- 観察5　心理的な状況やストレスなどについて、観察します。

　＜睡眠障害（不眠）＞の観察項目と、関連図のはじめの部分を見てみましょう。

　観察項目は、**観察1** として「睡眠時間や睡眠のリズム、型」、**観察2** として「本人の満足感」があげられています。関連図のはじめは、眠れない状態について「入眠障害」「熟眠障害」「睡眠持続障害」「早期覚醒」「睡眠時間の短縮」が5つ並んでいます。

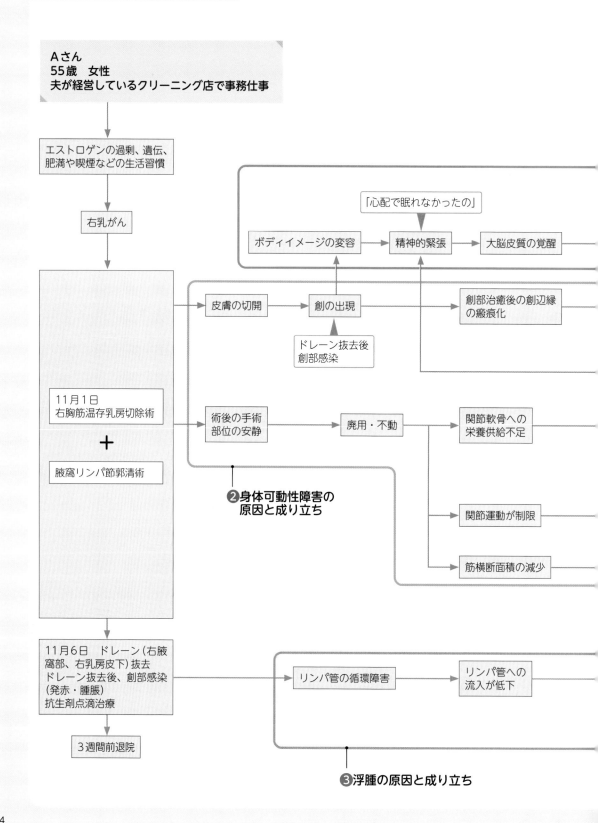

Aさんの関連図（手術後４週間）

Aさん
55歳　女性
夫が経営しているクリーニング店で事務仕事

エストロゲンの過剰、遺伝、肥満や喫煙などの生活習慣

右乳がん

11月1日
右胸筋温存乳房切除術

＋

腋窩リンパ節郭清術

11月6日　ドレーン（右腋窩部、右乳房皮下）抜去
ドレーン抜去後、創部感染（発赤・腫脹）
抗生剤点滴治療

3週間前退院

「心配で眠れなかったの」

ボディイメージの変容 → 精神的緊張 → 大脳皮質の覚醒

皮膚の切開 → 創の出現 → 創部治癒後の創辺縁の瘢痕化

ドレーン抜去後創部感染

術後の手術部位の安静 → 廃用・不動 → 関節軟骨への栄養供給不足

❷身体可動性障害の原因と成り立ち

関節運動が制限

筋横断面積の減少

リンパ管の循環障害 → リンパ管への流入が低下

❸浮腫の原因と成り立ち

❶睡眠障害の原因と成り立ち

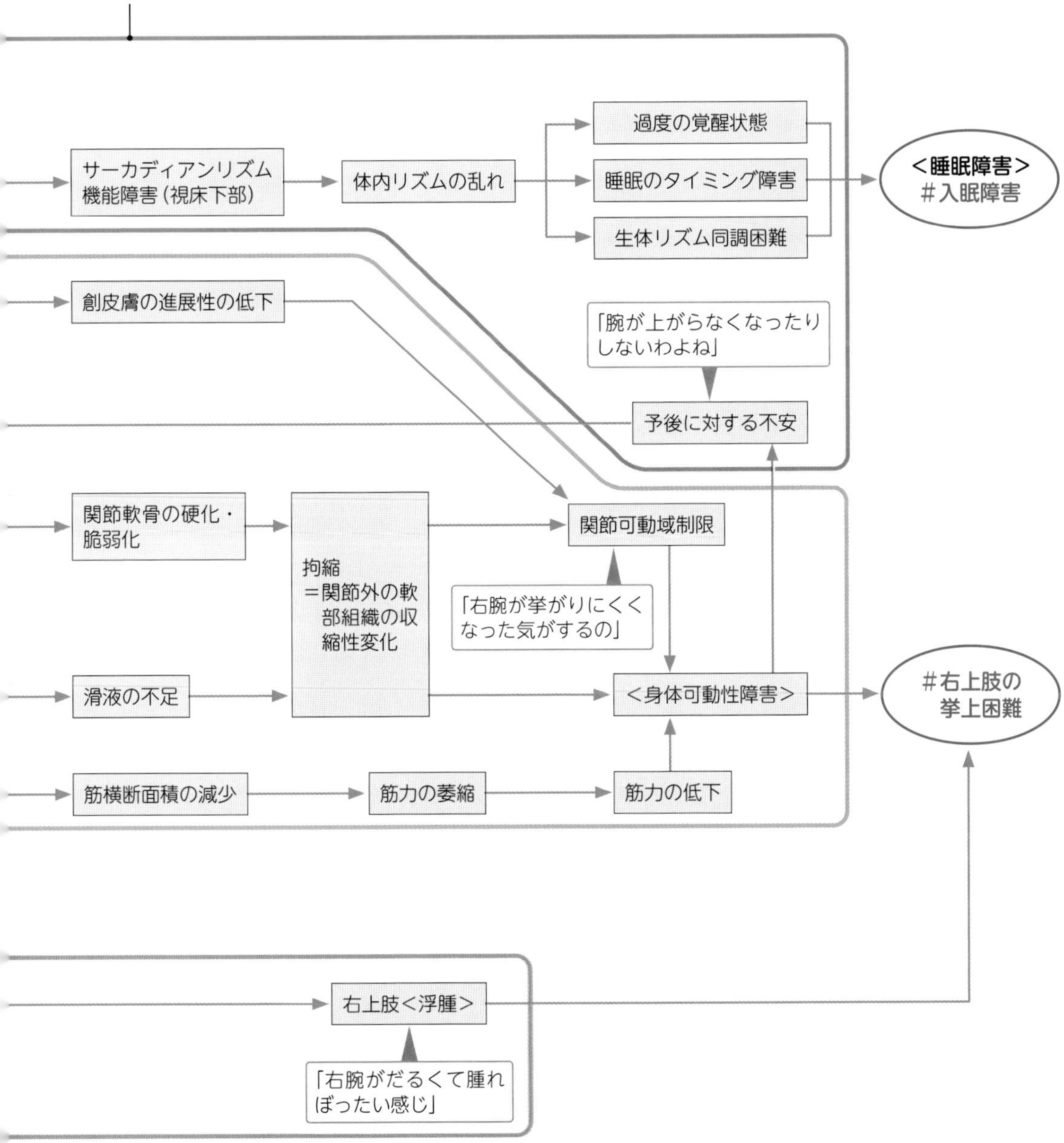

サーカディアンリズム機能障害（視床下部） → 体内リズムの乱れ → 過度の覚醒状態 / 睡眠のタイミング障害 / 生体リズム同調困難 → ＜睡眠障害＞ #入眠障害

創皮膚の進展性の低下

「腕が上がらなくなったりしないわよね」

予後に対する不安

関節軟骨の硬化・脆弱化 → 拘縮 ＝関節外の軟部組織の収縮性変化 → 関節可動域制限

「右腕が挙がりにくくなった気がするの」

滑液の不足 → ＜身体可動性障害＞ → #右上肢の挙上困難

筋横断面積の減少 → 筋力の萎縮 → 筋力の低下

右上肢＜浮腫＞

「右腕がだるくて腫れぼったい感じ」

Aさんの「随伴症状」については情報がありませんが、「眠れなかったの」と話していることから、眠れない・寝つきが悪いという「入眠障害」状態とみてよいのではないでしょうか。

　目の前にAさんがいれば、もう少し、睡眠の状況や眠れない状態を詳しく聞くことができるのですが、今はある情報で、Aさんに＜睡眠障害（不眠）＞が起こっていると確定して、**Step**を進めましょう。

　＜睡眠障害（不眠）＞の項目は、これまでみてきた＜浮腫＞＜身体可動性障害＞にはなかった、「睡眠障害（不眠）の分類」が載っています。これは睡眠の経過からの分類で、これによりその人の不眠がどの分類に該当するか、すぐに明らかになります。ただ、これらの症状は１つに限られるわけではなく、合わさって出ることもありますので、その人の睡眠状態をよく観察していくことが重要です。Aさんの場合は、眠れない・寝つきが悪いという「入眠障害」状態と判断しましたので、不眠の分類は「入眠障害」と考えていきます。

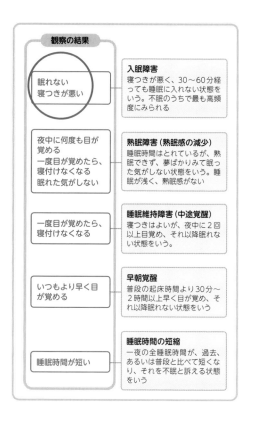

Step 3 ▶ 睡眠障害（不眠）の原因を探り、明確にする

　Step 2でAさんの睡眠障害は「入眠障害」に分類されました。関連図をたどっていきましょう。関連図の「入眠障害」の右側に目を移すと、「過度の覚醒状態」「睡眠のタイミング障害」「生体リズム同調困難」とあります。これらが寝つきが悪いという「入眠障害」を引き起こしているということです。

Step 4 ▶ この患者さんの睡眠障害（不眠）の成り立ちを知識を使って確認する

　関連図の先をたどってみましょう。関連図をたどっていくと、この３つの状態は体内リズムの乱れ、サーカディアンリズムの機能障害によるものであると見えてきます。サーカディアンリズムは人間を含む生物が体内で刻む、24時間周期の生体リズムで睡眠と覚醒のリズムもこれにより調節されています。これを形成するための体内時計は脳内の視床下部に存在し、さらに関連図をたどると、このサーカディアンリズムの機能障害を起こすのは、精神的・身体的緊張による大脳の覚醒、過度な脳や筋肉の疲労の減少であることがわかります。

　Aさんの訴えをもう一度思い出してみましょう。「これからどうなるのかしら、腕が上がらなくなったりしないわよね。傷はきれいになるのかしら。先生に何を言われるのか、心配で眠れなかった」と話されていましたね。手術創によるボディイメージの変容と予後に対する精神的緊張が起こっているととらえられるのではないでしょうか。予後に対する精神的緊張が大脳皮質の覚醒を生じさせ、サーカディアンリズムの機能障害が起こり、「入眠障害」が起こっているというメカニズムである考えられます。

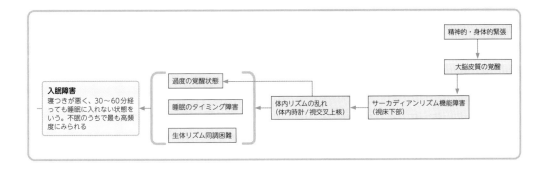

Step 5 ▶ 睡眠障害 (不眠) が起こるメカニズムを看護ケアに生かす

　Step 4 までで、Aさんの不眠はボディイメージの変容を予後に対する不安を原因とした「入眠障害」であることが明らかになりました。看護ケアは原因がなっているこの2点に介入することになります。皆さんはボディイメージの変容や不安に対する援助を学習されたでしょうか。もちろん気持ちに寄り添う姿勢や声かけは不可欠ですが、加えて、不安の原因となっている因子の解決へ向けての援助が必要です。Aさんに対しては創部の治癒を促すケアや患側上肢の挙上に対する身体的援助も必要ということです。

Aさんに対する気がかりから見えてきたもの

　これで、Aさんに出会って気になったこと (気がかり) を出発に、Aさんに起こっている症状と、そのメカニズムを理解することができたでしょうか。

　さあ、今までは一つひとつの症状を見てきましたが、これはすべて1人の患者さんに起こっていることです。看護は身体的・精神的・社会的側面をもった全体的な人にかかわっていきます。

　次は、Aさんに何が起こっているのか、その全体を関連図で表現し、看護の力で何ができるのかを考えていきましょう。

3　対象の全体像を整理して、看護の必要性を考えてみよう

❶その人を表すプロフィールの記述

　これから描こうとしているのは、1人の患者さんのその時点での看護を見出すための関連図ですので、まずは、用紙のいちばん上、または中央に、性別、年齢 (情報の管理上、実際には年代になります)、職業など、その人を表すプロフィールと関連図を記載した日付を記入しておくとよいでしょう。

❷それぞれの症状に関連していそうなもの (たとえば、疾患や治療の明確化)

　次に、これまで考えてきたAさんの症状を思い出してください。＜浮腫＞＜身体可動性障害＞＜睡眠障害 (不眠) ＞でしたね。どれもが病気と手術に関連していたことがイメージできますか。対象によっては、手術ではなく、内服薬だったり、内科的な処置であったりするかもしれませんが、その人の症状に強く影響していると考えられる事柄を左側、あるいは上部に置くと、そのあとの整理がスムーズになると思います。Aさん場合、病名と、手術と手術後の経過、退院について左側に記しました。

❸一つひとつの症状とそのメカニズム

そこまで描けたら、いよいよ症状を整理して記述していきます。

Aさんの場合、まず＜身体可動性障害＞を中央に置きました。原因は**Step**で明らかにしたとおり、拘縮と筋力の低下です。メカニズムの発端は、手術による「皮膚の切開」と「術後の手術部位の安静」でした。これは、右胸筋温存乳房切除術＋腋窩リンパ節郭清術によるものですので、②で明確にした、病名・手術と手術後の経過の枠からの矢印としてつながりました。

次に＜浮腫＞です。Aさんの浮腫の原因は、リンパ管の閉塞・循環障害によるものでした。これも原因は右胸筋温存乳房切除術＋腋窩リンパ節郭清術ですので、「病名・手術と手術後の経過」の枠からの矢印としてつながりました。

最後に＜睡眠障害（不眠）＞です。そのメカニズムは、「これからどうなるのかしら、腕が上がらなくなったりしないわよね」という言葉から、精神的緊張による大脳皮質の覚醒と考えました。それを関連図に記述してみると、もちろん、言葉のとおり、腕が上がらないこと、すなわち＜身体可動性障害＞とのつながりが見えてきます。それと同時に、乳がんという病気、さらには手術創の出現によるボディイメージの変容も影響しているのではないかという関連が見えてきました。

❹それぞれの関連を見極める

最後に、関連図の全体を眺めてみてください。症状同士、影響しあっていそうなものはありませんか。Aさんの場合、＜浮腫＞は、痛みや感染の恐れがあるのではなく、「右腕がだるくて腫れぼったい感じ」と、＜身体可動性障害＞に影響していそうなことが見えてきました。そうした関連をしっかりと見極め、矢印で結び、関連図を仕上げます。

この、それぞれの関連を見極めることは、この後の看護の力で解決できそうな問題を整理するときに役立ちますので、もう一度情報も確認しながら行ってみてください。

❺看護の力で解決できそうな問題を明らかにする

さて、関連図が描けたら、あとは、そこからみえてくる看護問題を記述してみましょう。看護問題は、関連図に基づいて、原因と問題を明確にして表現するようにしましょう。そうすることで、看護計画を立案しやすくなります。

Aさんの看護問題は、以下のように整理しました。

#１　リンパ管の循環障害による浮腫、創部治癒後の皮膚の進展低下と肩関節の拘縮、筋力の低下に関連した右上肢の挙上困難

#２　予後に対する不安、ボディイメージの変容に関連した入眠障害

4　看護計画

看護問題を明確にしたら、看護計画の立案です。ここまで、関連図を活用して、Aさんがかかえている看護上の問題の原因とその原因・要因を明確にしてきましたので、看護目標と具体策は、その原因と・要因に基づいて計画していきます。

❶看護目標

看護目標は、看護ケアによって問題を解決された患者の状態を示すものですので、主語は患者さんになります。

そして、これまで関連図を活用して患者がかかえている問題「右上肢の挙上困難」の原因は「浮腫」「創皮膚の進展低下」「肩関節の拘縮」「筋力低下」と判断していることから、この原因を取り除くために患者がどうなったらよいかを設定します。

Aさんの浮腫は、腋窩リンパ節郭清術によってリンパ流が阻害され腕に組織液が溜まるため生じており、その原因を取り除くためにはマッサージを行うことが効果的といわれています。自宅に戻っても必要ですので、Aさんがご自身で行えるようになることを目標としました。

さらに効果的に行えているかどうかは、客観的なデータでなければ判断（評価）できませんので、上肢の各部位の外径が増えないことも目標としました。「右上肢の挙上困難」の、その他の原因である「創皮膚の進展低下」「肩関節の拘縮」「筋力低下」は、その原因を取り除くためにはリハビリテーションが必要になりますので、それが継続して行えることと、客観的に評価できる上肢挙上が拡大していくことを目標としました。

❷具体策

具体策は、O-P（observation plan：観察計画）、T-P（treatment plan：直接ケア計画）、E-P（education plan：指導計画）で考えていきます。

看護問題「右上肢の挙上困難」の原因は、関連図でみてきたとおり、「浮腫」「創皮膚の進展低下」「肩関節の拘縮」「筋力低下」と判断していることから、それらについての観察がもれなくできるようにしましょう。

また、原因に関する内容とともに、問題となっている「右上肢の挙上」についても継続して観察していかないと、看護問題自体について、改善しているのか、悪くなっているのかの評価ができません。

整理すると、O-Pでは「原因に関する観察項目」、そして「問題自体の変化に関する観察項目をあげる」ということです。

また、この問題や計画については、Aさん自身がどのように取り組まれているかを観察することも重要です。今後Aさんが退院することを考えると、無理なくご自分のこととして継続して取り組めることが必要ですからね。

次にT-Pです。Aさんの、この問題については、看護師ではなく、Aさん自身がマッサージやリハビリテーションを継続して行うことが必要です。継続して行えるように支援すること、また、現在のAさんの状態ですと洗髪などを自立して行うことが困難であることが予測できますので、必要に応じて日常生活動作を援助していくことを考えておきます。

E-Pは、マッサージの内容とリハビリテーションの内容を記載しましょう。O-TとT-Pも同様ですが、具体策は、５Ｗ１Ｈで誰もが同じ方法でできるように記載しましょう。さらに、Aさんの場合、継続して実施できることが目標ですので、ポスターやパンフレットを作成して使用することも効果的だと思います。

ここでは方法として回数を設定しました。評価の際は、この回数について客観的な評価ができますし、関節可動域のROM検査でももちろん評価できます。また、ご本人が日常のなかで目標にしやすいように、壁を使う際にはシールを貼るなどしてもよいでしょうし、動作（たとえば、後ろの髪のブラシができるなど）動作で目標を設定したり、計画することもAさんと一緒に考えていけるとよいですね。

Aさんの看護計画

【看護問題】
#1 リンパ管の循環障害による浮腫、創部治癒後の皮膚の進展低下と肩関節の拘縮、筋力の低下に関連した右上肢の挙上困難

【長期目標】
洗濯物を干す動作を痛みなく行うことができる（評価日：2週間後）

【短期目標】
1．セルフマッサージの方法を理解し、朝晩2回のセルフマッサージを継続できる（評価日：3日後）。
2．腋窩・肘上・肘下・手関節・手背の外径が増えない（評価日：3日後）。
3．リハビリテーションの方法を理解し、朝晩2回のリハビリを継続できる（評価日：3日後）。
4．右上肢を壁に沿わせ、痛みなく肩の位置より上まであげられる（評価日：5日後）。
5．退院後の日常生活動作をイメージし、どのように行うのか確認できる（評価日：5日後）。

具体策	実施と評価
O-P ①浮腫の状態 　・腋窩・肘上・肘下・手関節・手背の外径（毎日10：00に計測） 　・それぞれの部位の圧痕 ②浮腫の随伴症状 　・だるさ、重さ、痛みなど ③浮腫による合併症の有無 　・発赤、熱感などの感染症状 　・傷の有無 ④肩関節、肘関節の可動域と手の掌握力（痛みが生じるところで計測する） 　・肩関節は、壁伝いに肩の位置からの距離で計測する。 　・肘関節、指はROM検査で計測する。 ⑤セルフマッサージ、リハビリテーション実施中の表情、行動、言動など T-P ①セルフマッサージ、リハビリテーションが継続して行えるよう支援する。 ②入浴（洗髪）など右上肢挙上困難が原因で行えない日常生活動作を確認し、必要時援助する。 E-P ①セルフマッサージの方法を指導する。 　・10/24初回の説明はパンフレットを使用して行う。内容は下のとおり。 　・10/24以降は、朝食後と消灯前の実施に同席し、正しい方法で行えているか確認する。 　■セルフマッサージの方法 　前処置として、 　・両肩回し（10回）→腹式呼吸（5回）→左腋窩のマッサージ（20回）→前胸部のマッサージ（5回）→右鼠径部のマッサージ（20回）→右胴体のマッサージ（5回）→患肢のマッサージ、右上肢のマッサージ（各5回） 　後処置として、 　・前胸部から左腋窩に向けて流す。 　・右胴体は右鼠径部に向けて流す。 ②リハビリテーションの方法を指導する。 　・10/24初回の説明はパンフレットを使用して行う。内容は下のとおり。 　・10/24～10/27朝食後と消灯前の実施に同席し、正しい方法で行えているか確認する。 　■リハビリテーションの内容 　以下の内容を各10～20回、痛みがない程度で実施し、少しずつ可動域を広げていく。 　・指と肘関節の自動運動 　・両手のグーパー運動 　・前ならえの姿勢で、手のひらを内外に返す。	**【短期目標1について】** 10/27 S：「前にもマッサージの方法は教えてもらったのよね、家ではこんなに時間をかけては行っていなかったわ」 O：朝食後と消灯前にパンフレットを見ながら行っている。マッサージの力加減が皮膚をなでているように弱めになることがある。 A：マッサージが効果的に行えるように、手の使い方、力の入れ方について確認していく必要がある。マッサージ時の痛みの出現を観察していく。 P：手のひらを皮膚に密着させるようにすること、皮膚をずらすようにしてリンパを移動させることをイメージするように説明、継続して手技を確認していく。 **【短期目標2について】** 10/27 S：「あんまり変わらないわね。でもだるくて腫れぼったい感じは少しいいのよ」 O：腋窩40.4cm（±0cm） 　肘上33.0cm（＋0.5cm） 　肘下29.0cm（－1.0cm） 　手関節23.0cm（－2.0cm） 　手背の外径24.5cm（－1.0cm） A：マッサージ開始後3日目であり、中枢側に大きな変化はないが、末梢側の浮腫が軽減してきており、マッサージの効果が表れている。本人からも軽減していることを自覚する言葉が聞かれている。 P：効果が表れていることを伝え、継続する。 **【長期目標について】** S：「続けていけそうよ。マッサージとリハビリテーションのおかげね、腕が重い感じはなくなったわ。退院すると、またどうなるか心配だけど教えてもらった通りにやってみます。洗濯を干すときは痛みが心配ね。竿の低いのを購入します」 O：毎日、マッサージとリハビリテーションを継続して行っている。右上腕の外径は以下のとおり。（　）内は、入院時との比較。 　腋窩35.5cm（±0cm） 　肘上29.0cm（－3.5cm） 　肘下26.5cm（－3.5cm） 　手関節20.0cm（－5.0cm） 　手背の外径23.5cm（－2.0cm） ・右手で頭髪全体を整髪することができている。コインランドリーにて自分で洗濯し、洗濯物の重みで物干し竿を想定して干す動作を行っている。ただ、今の家の竿の高さで作業は痛みが出現してくるので、低い竿を購入予定とのこと。

・肩関節の自動介助運動

　左上肢で右肘を支え、右腕を上方向・横方向に挙上する。壁に右手のひらを付けて、指で壁を上るようにして腕を上方向・横方向に挙上する。

・肩関節と肘関節の自動運動

　右肩を上方向・横方向に挙上する。肘を曲げて前ならえの姿勢をとり、内側と外側に開閉するように肘を曲げる。

③退院後の日常生活をイメージして、以下の動作を訓練する。

　・整髪、着替え

　・洗濯干し

　・掃除機

A：マッサージとリハビリテーションの効果が表れ、浮腫は軽減。日常生活の一部の動作で痛みが出現するのは、術式から考えて全く消失することは考えにくいため、環境を調整することで可能になるようにする。以上のことから長期目標は達成し、問題は解決とする。

【看護問題】
#2　予後に対する不安、ボディイメージの変容に関連した入眠障害

【長期目標】
「眠れなかった」という言葉が聞かれなくなり、日中活動できる (評価日：2週間後)。

【短期目標】
1．セルフマッサージ、リハビリテーションなど、今行うことを理解し、取り組むことができる (評価日：3日後)。
2．創部の観察ができる (評価日：3日後)。
3．退院後の生活をイメージし、同時に気分転換になることを考えることができる (評価日：5日後)。

5　実施・評価

　実施については、実施した日に、実施した具体策について記録していきます。Aさんの看護計画の具体策の場合は、「O-P①②③⑤、E-P①　実施」として、POS (problem-oriented system) の考え方に基づくと問題ごとにSOAPで記録していくようになります。

　評価は、基本的に短期目標、長期目標、それぞれの評価日に、それまでの実施記録に基づき行います。ここでは、短期目標の1と2について評価しています。

　長期目標の評価は、目標達成評価と、看護過程全体を見直すプロセス評価があります。目標達成度の評価の方向性は、以下の3点になります。

①目標を達成し、看護問題は解決された。
②看護問題は解決されていないが、期待された望ましい状態に向かっている。
③患者の状態は、アセスメントした状態のまま、あるいはむしろ悪化している。

　一方、プロセス評価は、目標達成度の評価が②③だった場合に、看護目標、看護計画 (具体策) の再検討が必要となり、看護活動を再検討・変更、看護問題・看護目標の妥当性の視点で再アセスメントを行い修正する必要性について検討します。Aさんの場合の評価を記載しますので、参照してみてください。

column

乳がんのはなし

　乳がんの約90％は乳管から発症し、乳管がんとよばれます。小葉から発生する乳がんが約5～10％あり、小葉がんとよばれます。乳がんの罹患率は11人に1人の割合ですが、死亡数は第5位であり、小さいうちに発見されると90％以上は治ります。進行するとリンパ節や骨、肺、肝臓などに転移して、命を脅かすようになります。

　乳がんの主な症状は、乳房のしこりです。ほかには、乳房にえくぼやただれができる、左右の乳房の形が非対称になる、乳頭から分泌物が出る、などがあります。

　乳がんの治療法には、主に手術、放射線治療、薬物療法があります。乳がんの治療は遠隔転移していることが明らかな場合を除き、手術によってがんを切除することが基本です。術後の病理検査によって術後の治療計画を検討します。がんの状態によっては、術前薬物療法（手術の前に行う薬物療法）を行うこともあります。

標準的な手術方法

①乳房部分切除術（乳房温存手術）

　乳房の一部を切除する手術方法です。腫瘍から1～2cm離れたところで切除します。がんを確実に切除し、患者さんが美容的に満足できる乳房を残すことを目的に行います。通常、手術後に放射線照射を行い、残された乳房の中での再発を防ぎます。しこりが大きい場合は、術前薬物療法によって腫瘍を縮小させてから手術を行うことがあります。

②乳房全切除術

　乳房をすべて切除する手術方法です。乳がんが広範囲に広がっている場合や、多発性（複数のしこりが離れた場所に存在する）の場合に行います。

③腋窩リンパ節郭清術

　手術前の触診や画像診断、手術中のセンチネルリンパ節生検などで腋窩リンパ節にがんが転移していると診断された場合は、腋窩リンパ節郭清術（リンパ節を切除する手術）を行います。切除する範囲やリンパ節の数は、転移の範囲によって決まります。

手術後に起こりやすい症状

　手術後に発生する痛みや障害は、術後早期に起こるものと、術後晩期に起こるものがあります。

術後早期：
　①痛み
　②感染：創部の腫脹、熱感、発赤
　③運動神経・知覚障害：手術によって、上肢の運動機能障害や、しびれ感が残ることがあります。筋温存する術式では手指・肘関節の機能の障害は起きにくいですが、創部の拘縮が生じるため適切な時期にリハビリテーションが行われないと上肢挙上困難となります。
　④上肢挙上困難：手術手技による運動神経の障害
術後後期：
　①ボディイメージ変容による精神的な痛み
　②むくみ（リンパ浮腫）
　③ひきつれ（瘢痕拘縮）：皮膚および皮下に瘢痕組織が形成され、収縮性拘縮を起こした状態をいいます。感染などを併発して炎症反応が強い場合には、術後1か月頃より皮膚と大胸筋との間にひきつれを生じます。

📚 引用文献
1）国立がん研究センター：がん情報サービス、https://ganjoho.jp/public/cancer/breast/treatment.html
2）日本医師会：乳がん検診、https://www.med.or.jp/forest/gankenshin/type/breast/what/

本書の事例で扱う症状一覧

　第3章では、乳がんをもつ人の事例を用いて、いくつもの症状をもつ人への看護を展開してきました。この後の第4章では、5つの事例で展開していきます。各事例で「気がかり」とした症状は、**表3-1**のとおりです。本書で取り扱っている13の症状のうち12の症状について、いずれかの事例で展開しています。

表3-1　事例で扱う症状一覧

		第3章	事例1	事例2	事例3	事例4	事例5	症状
疾患		乳がん	大腿骨頸部骨折	脳梗塞	慢性心不全	アルコール性肝硬変	COPDと肺炎	
年齢		55歳	82歳	67歳	58歳	70歳	64歳	
性別		女性	女性	女性	男性	男性	男性	
経過		術後回復期	術後回復期	回復期	慢性期	慢性期	急性増悪	
気がかり					「この1週間で、……歩くと息が苦しい。昨日の夜は胸が苦しくて横なって眠れなかった」		「苦しいよ、ずっと苦しい」	①呼吸困難
					「2年前くらいから歩くと息があがって、胸がどきどきして気持ち悪くなることがある」			②動悸
			体温：37.8℃				体温：38.0℃	③発熱
						「体重が減って、げっそりした顔つきになった」		④やせ
				「もう出ていたみたい。こんなことは初めて」				⑤尿失禁
							「3日間、便も出なくて気持ち悪いよ」	⑥便秘
		「右腕があがりにくくなった感じがするの」		左上肢は胸までの挙上、左下肢は膝立ち短時間保持可能				⑦身体可動性障害
		「心配で眠れなかったの」						⑧睡眠障害（不眠）
								⑨褥瘡
			「まだ、手術したあたりが、動かすと痛いのよ」					⑩疼痛
				呼びかけや軽い刺激で開眼するが、刺激を止めると閉眼してしまう状況				⑪意識障害
						「身体がだるくてしんどい」		⑫倦怠感
		「右腕がだるくて腫れぼったい感じ……」			「この1週間で体重が急激に増えて、足がぱんぱんになって」	2週間前から腹部膨満感、両下肢のむくみ、倦怠感、活動後の息切れがあり		⑬浮腫

第 4 章

症状関連図を活用した
事例紹介

事例 1　大腿骨頸部骨折の患者

1　事例紹介

■基本情報
- **患者**：Bさん、女性、82歳、一人暮らし、娘家族が近所に住んでいる。
- **診断名**：右大腿骨頸部骨折ステージⅣ（ガーデン分類）完全骨折、骨頭回旋転位。
- **治療**：12/ 1　右大腿骨人工骨頭置換術（後方進入アプローチ）
  - 12/ 2　離床
  - 12/ 3　歩行訓練開始
  - 12/ 3　ドレーン抜去
  - 12/ 8　抜糸

■これまでの経過と現在の状況（術後10日目）
　Bさんは、術後2日目にドレーン抜去、8日目には抜糸と、術後の経過は順調であった。創部の腫脹や発赤もなく、手術翌日から離床し、歩行器による歩行訓練も少しずつ進んできた。

＜術後10日目の状況＞
バイタルサインの結果：体温37.8℃、血圧128/72mmHg、脈拍78回/分、呼吸16回/分
尿回数：14回/日、残尿感・排尿時痛あり
血液検査の結果：WBC10150/μL、RBC455×10^4/μL
尿検査結果：尿糖（−）、尿タンパク（＋）、尿潜血（2＋）、ウロビリノーゲン（±）、白血球（2＋）、細菌（2＋）

　「まだ、手術したあたりが動かすと痛いのよ。大丈夫かしら。歩かないといけないって言われているけど、まだ痛いし、下手に動かすと脱臼しちゃうんでしょ、そんなには歩けないわ。それに、少し熱があるのかしら、昨日くらいから午後になるとだるくて身体が熱い感じがするのよ」
　「お小水のとき、痛くて、すっきりしないのがいちばん困るわ。お水は、おトイレが大変だからあんまり飲まないの」

2　気になった情報に着目して、対象に起こっている症状とメカニズムを理解しよう

着目点❶ まだ、手術したあたりが、動かすと痛いのよ。大丈夫かしら。歩かないといけないって言われているけど、まだ痛いし、下手に動かすと脱臼しちゃうんでしょ、そんなには歩けないわ。

　「痛いのよ」との言葉から、皆さんは症状として＜疼痛＞が浮かんでいると思います。まず＜疼痛＞の項目（58ページ）を見てみましょう。

96

Step 1 ▶ 本当に疼痛が起こっているのかを探る

> 　疼痛（痛み）は日常的に誰もが経験し、さまざまな疾患に伴って現れる症状です。また、痛みは身体のどこかに異常があるという生体が発する警告信号（アラーム）の役割があり、生体を防御する働きをもっています。疼痛は主観的なものであり、看護師が患者と同じようにその程度や感じ方を理解することは難しいです。

　解説文では、「痛みは身体のどこかに異常があるという生体が発する警告信号（アラーム）の役割があるということ、疼痛は主観的なものである」と説明されています。Bさんは「痛いのよ」とはっきり話していることから、この項目で進めていてよさそうです。

Step 2 ▶ 観察を進め、疼痛が起こっていることを確定する

　まず、＜疼痛＞の観察項目と関連図を見てみましょう。はじめに痛みの部位・程度、性質など痛みの状態をていねいに観察します。Bさんは、「まだ、手術したあたりが、動かすと痛いのよ」と話しています。痛みの部位は、手術したあたりと話されているので、右足の付け根あたりであることが予測できます。さらに動かすと痛いことも話されています。目の前に患者がいれば、さらにどのように痛いのかを観察しますが、Bさんに＜疼痛＞が起こっているのは間違いなさそうです。

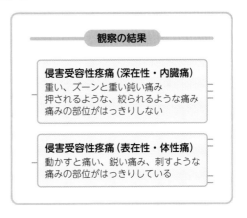

Step 3 ▶ 疼痛の原因を探り、明確にする

　それでは、関連図をたどり、Bさんの痛みの原因を探っていきましょう。観察の結果をみると、痛みが4項目に分類されています。各分類の症状の特徴が示されているので、Bさんの痛みの症状と一致するものを判断しましょう。

　Bさんの痛みに関する訴えは「手術した右足の付け根あたりが、動かすと痛い」ということでしたので、分類の2つ目にある「動かすと痛い、鋭い痛み、刺すような、痛みの部位がはっきりしている」の痛みと考えられます。この痛みは、「侵害受容性疼痛（表在性・体性痛）」に分類され、さらに関連図の右側にたどると、「周囲組織の損傷」「靭帯の過伸展、切断」「切る、刺す」「外傷、手術」とあり、Bさんに行われた手術、『右大腿骨人工骨頭置換術』に一致しそうです。

Step 4 ▶ この患者さんの疼痛の成り立ちを知識を使って確認する

　それでは、Bさんの痛みのメカニズムについて、関連図をたどって理解していきましょう。

　なぜ、手術をしたBさんには痛みが出るのでしょうか。Bさんは、手術で右大腿に人工骨頭を置換しています。人工骨頭置換術では、まず、皮膚・筋膜を切開し、筋肉を切離、関節包を切開して骨折部を露出させます。さらに、骨折した大腿骨頭に加え、インプラント（ステム）設置に必要な部分を骨きりして手術が行われます。この、骨折部、筋肉等深部の手術創の痛みの軽減には、3週間程度かかるとされています。その痛みのメカニズムは、関連図の矢印をたどっていくとおり、手

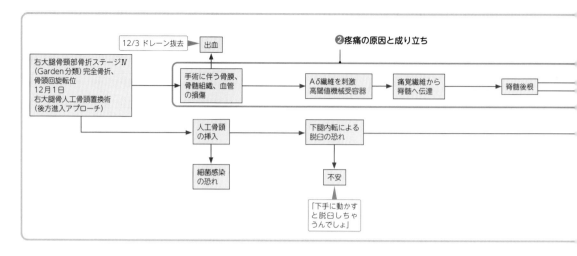

術を行った、皮膚、骨、筋肉や結合組織の機械的刺激によるもので、「Aδ繊維を刺激」「高閾値機械受容器」が「痛覚線維を通って脊髄へと伝わる」、さらに「脊髄後根」から「大脳皮質中心後回（体性感覚野）」に伝わることで、"動くとき"に＜痛み＞が発生しています。つまり、動くことによる外力が手術部位（筋肉・骨など）の圧迫や負荷がかかるという物理的な原因で＜痛み＞が発生していることがわかります。

Step 5 ▶ 疼痛が起こるメカニズムを看護ケアに生かす

　Bさんは、筋肉など深部に手術部位があり、「高閾値機械受容器」が「痛覚線維を通って脊髄へと伝わる」、さらに「脊髄後根」から「大脳皮質中心後回（体性感覚野）」に伝わることで、"動くとき"に＜痛み＞が発生していることが確認できました。つまり、Bさんは、動くことによる外力が手術部位（筋肉・骨）を圧迫し、負荷がかかるという物理的な原因で＜痛み＞があると考えられます。

　Step 4でも確認しましたが、この痛みの消失には手術後や3週間程度を要します。Bさんはこの痛みを「動かすと痛いのよ」「下手に動かすと脱臼しちゃうんでしょ」と話しています。Bさんは手術後10日でした。経過から考えると、今Bさんに必要なことはADLを拡大していくことです。痛みや脱臼はBさんのADLの拡大を妨げる要因となりますので、上の図に示したとおりBさんの全体像ではそれを描きました。

　看護ケアは、痛みの観察と治療計画に沿った薬物療法およびリハビリテーションの実施に並行してADL拡大に向けての援助ということになります。Bさんは、術式が後方アプローチであるため、足を組んだり斜め座り、正座からひねって立ち上がるといった動作で脱臼しやすくなっているため、脱臼しやすい姿勢を取らないようにすることが必要となります。現在、Bさんは、トイレやリハビリテーション以外はあまり動いておらず、トイレには看護師の援助で動いているため、脱臼姿勢をとることは少ないといえますが、今後、自立した活動範囲が拡大するに従い、禁忌肢位を取らないよう指導していく必要があります。

着目点❷ 　**体温：37.8℃。少し熱があるのかしら、昨日くらいから午後になるとだるくて身体が熱い感じがするのよ。お小水のとき、痛くて、すっきりしないのがいちばん困るわ。お水は、おトイレが大変だからあんまり飲まないの**

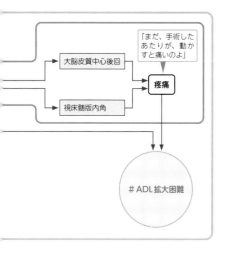

体温が37.8℃あり、Bさん＜発熱＞しているようです。

Step 1 ▶ 本当に発熱しているのかを探る

　早速、＜発熱＞の解説文を読んでみましょう。『発熱とは、体温調節中枢の働きの異常で、体温が高くなった状態』とされています。皆さんも学習されたとおり、発熱の程度の区分（29ページ）によると、Bさんの体温37.8℃は、発熱（軽熱）の状態にあるといえます。

　　発熱とは、体温調節中枢の働きの異常で、体温が高くなった状態をいいます。

　　体温調節中枢は2つあり、どちらも間脳の視床下部に存在する。前視床下部にある温中枢（温熱放散中枢）は熱の放散を増加させ体温の上昇を防ぐように反応します。一方、後視床下部にある冷中枢（温熱産生中枢）は熱の産生を増加させ、体温の下降を防ぐように反応します。

　　体温調節レベルは、通常は、正常（平熱）のレベルに設定（セット）されており、そのレベルで体熱の産生と放散のバランスは平衡に保たれています。

Step 2 ▶ 観察を進め、発熱していることを確定する

　次に＜発熱＞の観察項目を順に進めていきましょう。Bさんは、現在のところ、他のバイタルサインに大きな変化はないようです。ただ、全身症状として「午後になるとだるくて」と、発熱による随伴症状である倦怠感を感じています。

　[観察3]　　発熱に伴う症状を観察します。以下に代表的なものを示します。

・全身症状：悪寒（寒気）、ふるえ（戦慄）、熱感、脱水症状（口渇、皮膚・粘膜の乾燥）、倦怠感、意識状態、けいれん

・消化機能低下に関連する症状：食欲不振、悪心・嘔吐、腹痛、下痢・便秘

・局所症状：頭痛、頭重感、めまい、筋肉痛・関節痛、集中力の低下、頻尿、残尿感、咳・痰、胸痛

Step 3 ▶ 発熱の原因を探り、明確にする

　それでは、Bさんはなぜ発熱しているのでしょうか。

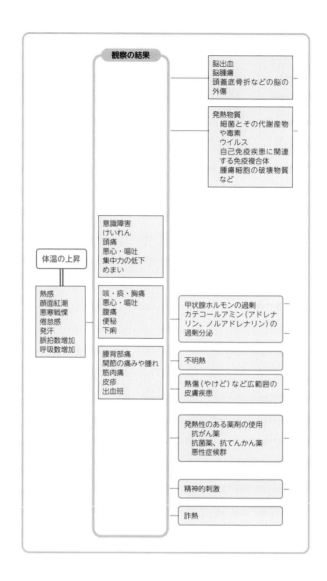

関連図の観察の結果の右側に目を向けると、「脳出血」から「詐熱」まで、発熱の原因に結びついていく症状や状態が並んでいます。Bさんの状態と照らし合わせてみていくと、いちばん上の「脳出血」に関する内容は、いずれも該当する情報がありません。3つ目の「甲状腺ホルモンの過剰分泌」、続いて「熱傷」「発熱性のある薬剤の使用」「精神的刺激」についても情報はありません。残されたのは2つ目の「発熱物質」です。

さて、Bさんに細菌やウィルスによる感染は、起こっているのでしょうか。実際に、人体が病原体に感染したときの炎症マーカーとして、一般には「白血球数（WBC）」「血小板数」「C反応性タンパク（CRP）」があげられます。Bさんの検査結果を見ると、WBCが$10150/\mu$Lと高値です。発熱と併せて考え、何らかの細菌やウィルスの感染が起こっていると考えてよさそうです。

では、Bさんの体内では、どこに感染が起こっているのでしょうか。Bさんは、10日前に、右大腿骨人工骨頭置換術（後方進入アプローチ）を受けました。手術を受けた人は、どのような手術であっても感染のリスクはあります。

とくにBさんの受けた「人工骨頭置換術」は、術後数日〜14日で発症する早期感染が、それ以降の発症よりも多いと報告されています。しかし、Bさんは、術後2日目にはドレーンを抜去し、8

日目には抜糸、現在も創部の腫脹や発赤はないと観察されていることから、手術部位に感染は起こっていないと考えられます。他の経路から、Bさんが感染していることは考えられるでしょうか。

その他のBさんの情報で、気になるところはありませんか。尿回数はどうでしょうか。

「14回／日、残尿感・排尿時痛あり』とあります。人の1日の排尿回数の正常は、4〜8回、高齢者でも6〜10回ですので、Bさんは頻尿の状態にありそうです。さらに、残尿感と排尿時痛を訴えています。

皆さんは、「尿路感染」については学習されたでしょうか。尿路感染は、腎臓、膀胱、尿道などの尿の通り道に起きこる感染症のことをいいます。腎臓から尿管までを上部尿路といい、炎症が起こした場合には上部尿路感染症といいます。膀胱から尿道までを下部尿路といい、炎症を起こした場合には下部尿路感染症といいます。下部尿路感染症の代表的疾患は、膀胱炎です。Bさんが訴えている『残尿感・排尿時痛』は、下部尿路感染症の特徴的な症状で、とくに女性は尿道が短いこと、高齢者は免疫機能が低下していること、加齢に伴う膀胱収縮力低下による尿の滞留が起こることでも感染しやすく、さらにBさんは、「お水は、おトイレが大変だからあんまり飲まないの」と、飲水量が少なく、トイレも我慢していることが予測され、これらの状態も尿路感染を起こすリスクを高める原因になります。

尿路感染症は、尿検査によって診断の予測が立ちます。Bさんの尿検査の結果は、尿タンパクが（＋）、尿潜血が（2＋）、ウロビリノーゲンが（±）、白血球（2＋）、細菌（2＋）であり、感染していることが十分に考えられます。

Step 4 ▶ この患者さんの発熱の成り立ちを知識を使って確認する

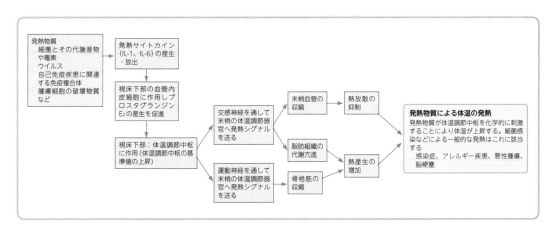

それでは、Bさんの発熱が、細菌によるものと予測し、そのメカニズムを関連図を使って見ていきましょう。細菌などの発熱物質がセットポイントの上昇をもたらすと同時に、体内では発熱サイトカインが産生され、体温調節中枢に働き、末梢血管を収縮させて熱放散を抑制、脂肪組織の代謝を亢進、骨格筋を収縮させて熱産生を増加させていることが見えてきます。

Step 5 ▶ 発熱が起こるメカニズムを看護ケアに生かす

Step 4 までででBさんの尿路感染の原因は、膀胱収縮低下による膀胱内の尿の滞留と、飲水量の低下であることが明らかになりました。看護は問題の原因に働きかけますので、膀胱内の尿の滞留を防ぐケアと、飲水を促す援助が必要になります。

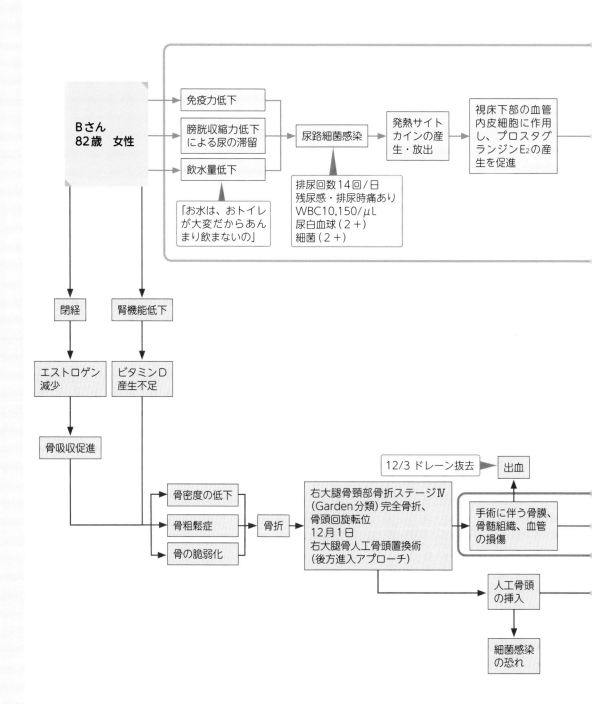

❶ 発熱の原因と成り立ち

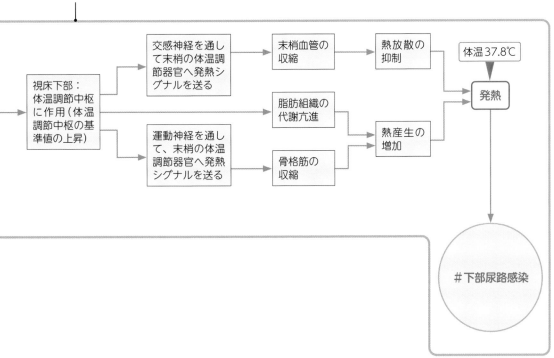

❷ 疼痛の原因と成り立ち

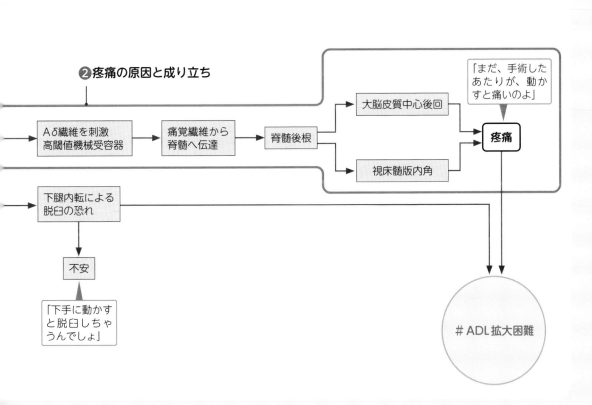

4 看護問題

Bさんの関連図から原因に関連した次の看護問題があがりました。

#1 疼痛と体動による不安に関連した、ADL拡大困難

#2 飲水量低下、膀胱内尿の停滞による下部尿路感染

5 看護計画

ここでは、#2について、看護計画を立案します。

【看護問題】
#2 飲水量低下、膀胱内尿の停滞による下部尿路感染

【長期目標】
尿路感染の徴候が消失する。達成予定日：○月○日（1週間後）

【短期目標】
1. 尿意を感じたら、すぐにトイレで排泄できる。達成予定日：○月○日（2日後）
2. 陰部を清潔に保つことができる。達成予定日：○月○日（2日後）
3. 食事以外で、1000mL/日以上の飲水ができる。達成予定日：○月○日（3日後）

具体策	実施と評価
O-P ①発熱と随伴症状の状態 　・体温・脈拍・血圧・呼吸・SPO2 　・倦怠感・悪寒戦慄・発汗の有無 ②尿路感染の症状 　・尿量・尿の性状 　・排尿時痛・残尿感の有無 ③飲水状況 　・飲水量 ④排泄行動 　・排尿行動に関する思い T-P ①飲水を促す。 　・食事時→200mL 　・10：00、15：00、リハビリテーション後、20：00→各200mL ②尿意の訴え時には、速やかにトイレ介助を行う。 　・日中、消灯まで→車いすでトイレへ 　・夜間、日中でも切迫しているとき→ポータブルトイレ ③清潔ケア 　・隔日→シャワー浴 　・シャワー浴日以外→陰部洗浄 E-P ①飲水の必要性について説明 ②尿意があったら我慢せずに排尿することを説明 ③排泄後の陰部の清潔の保ち方について説明（拭き方など）	【短期目標1について】 ○/○ S：「こんなに何回も連れて行ってもらったら、悪いわ」 O：尿回数、16回/日 　・日中も夜間もナースコールで尿意を知らせてくる。 A：飲水量が増えており、尿意から排尿まで切迫しているため、車いすでトイレに行くまで間に合わないことあり。 P：日中でも間に合いそうにないときは、本人と相談のうえ、P-トイレを使用する。 【短期目標2について】 ○/○ S：「前から後ろに拭くのよね、大丈夫」 O：排泄後、温水洗浄便座を使っている。 A：シャワー浴、陰部洗浄、本人も正しく陰部を拭いており、清潔は保たれている。 P：計画を継続する。 【短期目標3について】 ○/○ S：「お茶ばっかり、こんなには飲めないわ」 O：食事時、お茶、200mLずつ摂取。その他は100mLほどで残している。合計1000mL/日。 A：お茶以外、家ではスポーツドリンクを飲んでいたとのことで、売店で購入する。 P：食事時以外は、冷蔵庫からスポーツドリンクを準備する。 【長期目標について】 △/△ S：「熱は出なくなってきたみたい。排尿時の痛みも感じなくなったわ」 O：体温36.0℃代で経過 A：尿路感染症の徴候は軽減している。 P：高齢の女性であり、尿路感染の恐れはあることとして、計画は続行とする。

column

大腿骨頸部骨折のはなし

　大腿骨頸部に起こる骨折を大腿骨頸部骨折といいます。骨粗鬆症のある高齢者が転倒したときなどに起こりやすく、わが国では1年間に10万件程度発生しています。骨折を機に車いすや寝たきりになる患者も多く、受傷者の10％は1年以内に死亡するなど、社会問題となっています。

　大腿骨頸部骨折の骨折線が関節包内にあるか、関節包外にあるかにより、内側骨折と外側骨折（転子部骨折）に分類されます。大腿骨頸部骨折はすべての骨折のなかで、最も治癒しにくい骨折です。大部分は内側骨折で、極めて骨癒合しにくい骨折です。

　転倒などの外傷直後に、起立が不可能になり、股関節部に疼痛が見られます。内側骨折では内転、完全骨折が多く、股関節は内転、外旋位または内旋位の肢位をとります。股関節の疼痛、腫脹、変形、骨突出のほか、下肢の短縮、スカルパ三角の腫脹、皮下溢血、圧痛が起こります。

高齢者の特徴とは

　全身的生理機能の低下（筋量低下、骨量減少、食事摂取量低下、尿失禁など）がみられます。

1．加齢に伴う運動機能の変化
　①骨量低下
　②脊椎の変形
　③関節変形

2．高齢者の運動機能低下の原因
　①筋量減少、筋力低下
　②骨量減少
　③神経障害

大腿骨頸部骨折の治療

1．骨接合術（スクリュー固定法）
2．人工股関節置換術
　①人工骨頭置換術：大腿骨骨頭を人工のものに置き換える術式。大腿骨頸部骨折のうち完全な骨折や転位のある骨折では、骨癒合ができないため、人工骨頭置換術が適応となる
　②人工股関節置換術：変形性股関節症などで寛骨臼が障害されている場合、寛骨臼側にも人工カップを装着する術式

術後援助のポイント

1．術後合併症の観察
　①深部静脈血栓症の兆候の観察と予防
　②危険肢位：内転位・内外旋位＝外転枕を利用し、外転・回旋中間位に保つ。

2．生活様式の確認（脱臼予防）：股関節の角度が90°以上に屈曲しないよう注意する（正座、横座りなど）。
　①洋式トイレ、椅子の利用：トイレットペーパーを取るために後ろを向く体勢をとる内旋位となる可能性がある。
　②入浴：浴槽をまたぐ際には、端に座ってから患肢を浴槽と水平にし、入浴する。

これからとりあげるＣさんの事例は、Ｃさんの状況に応じて、２つの時期に分けて説明します。

Ⅰ　入院直後のＣさん「呼びかけや軽い刺激で開眼するが、刺激をやめると閉眼してしまう」

1　事例紹介

■基本情報

・**患者**：Ｃさん、女性、67歳、定年まで市役所職員
・**診断名**：脳梗塞（アテローム血栓性／右中大脳動脈）
・**既往歴**：56歳から高血圧にて内服治療中。58歳の健康診断にて脂質異常症と診断されたが、甘い物が好きで、つい食べ過ぎてしまい食事コントロールがうまくいかなかった。
・**家族歴**：夫は10年前に交通事故で死亡。一人暮らし。息子２人は結婚し、車で30分〜１時間の距離に生活している。
・**趣味**：ガーデニング

■発症から入院時までの経過（５月11日）

　５月11日７時、朝食時に左上肢にうまく力が入らず、茶わんを何度も落としてしまった。ガーデニングによる疲れだと思い様子をみていたが改善せず、11時に左下肢のしびれも出現したため心配になり息子に電話をかけた。12時に息子夫婦が駆けつけ、Ａ病院に救急搬送となる。

・**入院時の所見**：意識レベルはJCS（ジャパンコーマスケール）Ⅱ−20、呼びかけや軽い刺激で開眼するが、刺激をやめると閉眼してしまう。手を握るなどの指示内容に応じることはできたが、発語は「あ〜」「う〜」といった返答のみであった。血圧172/102mmHg、脈拍66回／分（整）、体温36.4℃、呼吸数15回／分（規則的）、SpO₂ 98％、瞳孔は右2.5mm左2.5mm、対光反射は正常。左上下肢の不全麻痺があり、左上肢は指が動くものの力を入れることができず、左下肢は膝立てが保持できない状態であった。

2　気になった情報に着目して、対象に起こっている症状とメカニズムを理解しよう

　さて、入院までのＣさんの状態に着目してみましょう。どのようなことが気になりましたか。そうですね、自宅では、Ｃさん自ら息子さんに電話をかけ助けを求めることができていたのに、入院時には、「呼びかけで開眼するが、すぐに閉眼してしまう」「手を握るなどの簡単な指示内容に応じることはできたが、発語は「あ〜」「う〜」といった返答のみ」といった変化が見られました。

　この情報からＣさんの反応の変化に何かがおかしい、つまりは『意識』の『障害』が起きているかも知れないと考えたのではないでしょうか。

　では、＜意識障害＞の関連図（64ページ）を見てください。ここからは、この関連図を活用し、

Cさんに起こっている症状とメカニズムを確認していきましょう。

着目点① 呼びかけや軽い刺激で開眼するが、刺激をやめると閉眼してしまう状況であった。手を握るなどの指示内容に応じることはできたが、発語は「あ〜」「う〜」といった返答のみであった。

Step 1 ▶ 本当に意識障害が起こっているのかを探る

「何かがおかしい」と感じる、つまり、Cさんのように＜意識障害（意識レベルの低下）＞を疑う患者さんを発見したら、落ち着いて、まず意識の覚醒度を正確に観察する必要があります。＜意識障害＞解説文（62ページ）を見ると、「外界や内界からの刺激に対する反応の程度が低下あるいは消失した状態」を指すとあります。Cさんは呼びかけに対して開眼できていますが、すぐに閉眼してしまいます。また、手を握るなどの指示内容に応じることはできましたが、発語は「あ〜」「う〜」といった返答のみでした。これらの情報から、Cさんの『意識』に何か変化（障害）が起きているかも知れない考えられます。しっかり確かめる必要があります。

> 意識障害とは、外界や内界からの刺激に対する反応の程度が低下あるいは消失した状態をさします。「意識のある状態」とは、①覚醒している（目を覚ましている）、②外からのさまざまな刺激に対して、何らかの反応を示すことができる、③その刺激を正しく認識し、適切に行動することができる、④そのときの自分の行動を覚えている、ことで、この①〜④を保つ機能が「意識」とよばれるものです。

Step 2 ▶ 観察を進め、意識障害が起こっていることを確定する

では、入院時のCさんの意識レベルを確かめていきましょう。

解説文の次にある『観察項目』を見てください。最初の観察項目は、観察1「意識レベルを観察します」とあります。

この際の判断には、一般的にJCS（ジャパンコーマスケール／Japan Coma Scale）やGCS（グラスゴーコーマスケール／Glasgow Coma Scale）が用いられます。JCS、GCSのどちらを使用してもよいのですが、JCSは緊急時に適しており、GCSは亜急性〜慢性期の意識障害患者の身体残存機能や、予後の評価に適するといわれています。Cさんは救急搬送され入院したばかりですから、ここは急性期と考え、JCSを使ってCさんの意識レベルをみていきましょう。

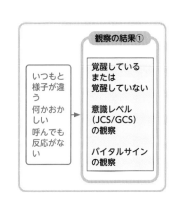

Cさんは、「呼びかけや軽い刺激で開眼するが、刺激をやめると閉眼してしまう」状態ですから、JCSのⅠ・Ⅱ・ⅢのⅡ「刺激すると覚醒する〜刺激を止めると眠り込む」に該当すると思われます。JCSのⅡはさらに10・20・30の3つのレベルに分類されます。Cさんは「呼びかけや軽い刺激で開眼する」「手を握るなどの指示内容に応じることはできたが、発語は「あ〜」「う〜」といった返答のみであった」とあり、Ⅱ−10「普通の呼びかけで容易に開眼する」状態ではないと判断できます。Ⅱ−20「大きな声または体を揺さぶることにより開眼する」Ⅱ−30「痛み刺激と呼びかけを繰り返

すと、かろうじて開眼する」は、どちらに該当するのかちょっと迷うかもしれませんが、Cさんは呼びかけや軽い刺激で開眼、質問には「あ〜」「う〜」といった返答があることからⅡ-20であると判断できます。

　これらから、Cさんは、意識障害があり、その程度は、JCSでⅡ-20であることが確認できました。

Step 3 ▶ 意識障害の原因を探り、明確にする

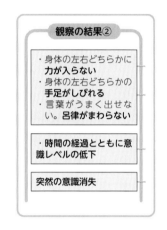

　意識障害の程度の確定ができたので、次にこの＜意識障害＞は何によるものなのかを関連図をたどってみていきましょう。

　Cさんの基本情報を見ると、「5月11日7時、朝食時に左上肢にうまく力が入らず〜」「11時に左下肢のしびれも出現した」とあります。さらに入院時の所見のところに「左上下肢の不全麻痺があり、左上肢は指が動くものの力を入れることができず、左下肢は膝立てが保持できない状態であった」とあります。これらは、**観察の結果②**のいちばん上の欄の「**身体の左右どちらかに力が入らない**」や「**身体の左右どちらかの手足がしびれる**」「**言葉がうまく出せない**」「**呂律がまわらない**」に当てはまりそうです。

　もう少し**観察の結果②**を見てみましょう。上記で見た内容に続いて、「時間の経過とともに意識レベルの低下」、さらにその下に「突然の意識消失」とあり、これらもCさんの状況にあてはまりそうです。これら3つの**観察の結果**について、さらにその続きを見てみましょう。

Step 4 ▶ Cさんの意識障害の成り立ちを知識を使って確認する

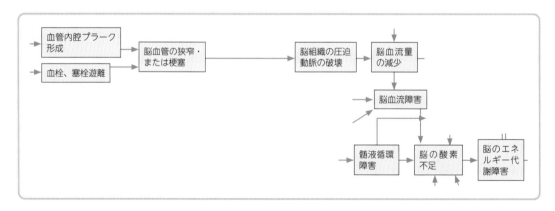

　観察の結果②でCさんに表れている症状から関連図の右に進むと「**血管内プラーク形成**」とあります。Cさんは入院時にアテローム血栓性脳梗塞と診断されています。アテローム血栓性脳梗塞は、主幹動脈や頸部血管に生じた動脈硬化が原因で、血栓や動脈硬化によって生じた脂肪分（アテロームまたはプラーク）が、心臓や動脈の壁から剥がれて血流に乗って移動し、塞栓となり一時的に脳の血流が送れないため発生します。Cさんは一時的ですが、脳血流が途絶えることによって「脳の酸素不足」が起こり、意識レベルの低下が起きたと考えてよさそうです。

Step 5 ▶ 意識障害が起こるメカニズムを看護ケアに生かす

　意識障害の有無や程度は、時間の経過とともに、とくに急性期とされる発症から14日間は状態が変化しやすいため、観察が重要になります。意識障害の有無や程度に加えて、バイタルサイン測定や呼吸管理などを行い状態の安定に努めることが重要です。

　また、関連図の上部右側を見ると「一過性脳虚血発作（TIA）」という項目があります。TIA（transient ischemic attack）は『脳梗塞の前兆症状といわれ、脳に梗塞はないのに、脳血流が一時的に悪くなり、片麻痺・感覚・言語障害などの脳梗塞と似た症状が短時間（数分から1時間、最長で24時間）で現れて消える状態』のことをいいます。血流が戻れば細胞に血液が送られるため症状が消えるまで画像診断では梗塞は見られません。TIAは症状直後ほど脳梗塞を続発する危険が高いため、「普段と様子が違う」など些細な変化も見逃さないように意識レベルおよび身体症状をていねいに観察することが必要です。

　意識障害を起こした場合、本人が自身の状況を相手に十分伝えられないことが予測されます。そういった意味からもていねいな観察とさまざまな生活の援助を提供していきましょう。

　さてCさんのその後の情報が入ってきました。

Ⅱ　入院4日目（5月14日）

1　事例紹介

■5月12日（入院2日目）の状態

　「Cさん」と呼びかけるとすぐに開眼された。氏名、年齢などの質問に対して「C、67歳です」と正確に返答できていた。呂律障害はない。「左手を上にあげてください」という指示に対して「腕が重たい」と言いながら胸まで上げることができた。左手の握力は弱く左下肢は短時間であれば膝を立てることが可能である。

- 検査データ：血圧168/98mmHg、脈拍64回/分（整）、体温36.4℃、呼吸数15回/分（規則的）、SpO₂ 99％、瞳孔は右2.5mm左2.5mm、対光反射は正常。

■5月13日の状態

　ナースコールがあり訪室すると、Cさんが慌てた様子で、「看護師さん、すぐにお手洗いに行きたいの。お願いできますか」と話され、1人で起き上がろうとしたのか、右手でベッドの左側につかまり右足はベッドの左側にかけており、麻痺側である左肩が体幹で圧迫されている状態であった。危険であったため、急いで仰臥位になってもらうと、すでに下着が尿で汚染されていて、「えっ、すみません……もう出ていたみたい。こんなことは初めて、どうしてなの？」と涙声で話された。

　その後も、尿意があると1人でベッドから降りようとする様子が見られる。

- 医師の説明：5月12日、医師より「脳の血管が詰まり左の手足が動かなくなってしまった。麻痺は完全に改善することは厳しいと考えられるが、リハビリテーションで可能な限り自分できるようにしていきましょう」と説明された。
- リハビリテーション：5月13日にベッドサイドリハビリテーションが開始された。

2 気になった情報に着目して、対象に起こっている症状とメカニズムを理解しよう

着目点② すでに下着が尿で汚染されていて、えっ、すみません…もう出ていたみたい。こんなことは初めて、どうしてなの？

　Cさんは、リハビリテーションも開始され、順調な回復をたどっているようにみえますが、すでに下着が尿で汚れていて、「もう出ていたみたい」と話されています。どうやら、排尿したという自覚がなく、尿が出ていたようです。皆さんも「尿失禁」という言葉は聞かれたことがあると思いますが、排尿した自覚がなくても、「尿失禁」なのでしょうか。このテキストには、＜尿失禁＞の症状関連図がありますので見ていきましょう。

Step 1 ▶ 本当にこの症状が起こっているのかを探る

> 　尿失禁とは、自分の意思と関係なく不随意的に尿が漏れることをいいます。排尿は膀胱内に尿が貯留することで伸展受容器が刺激され、この刺激が脊髄から排尿中枢に伝わり、大脳からの刺激で排尿筋、内・外尿道括約筋が弛緩され腹圧をかけることにより行われます（図5-1）。

　「尿失禁とは、自分の意思と関係なく不随意に尿が漏れることをいいます。」とあります。
　まさに、Cさんの、すでに下着が尿で汚れていて、「もう出ていたみたい」という状況に一致しそうです。

Step 2 ▶ 観察を進め、尿失禁が起こっていることを確定する

　では、観察を進めてみましょう。
　尿失禁の観察項目を見てみましょう（37ページ）。観察1は、「尿と排尿の状態」、観察2は、「尿漏れの程度」ですね。
　いま、目の前にCさんはいらっしゃらないのですが、先ほどの情報のなかから、観察した結果としてあげられるものはあるでしょうか。もう一度、Cさんの状況を確認してみましょう。ナースコールがあり訪室すると、Cさんが慌てた様子で、「看護師さん、すぐにお手洗いに行きたいの」と話され、「すでに下着が尿で汚れた」状態でしたね。漏れた尿の量はわかりませんが、突然に尿意が起こり、尿が漏れた状態であったようです。
　以上のことから、Cさんに起こっていることは、「失禁」で違いないと判断できそうです。

Step 3 ▶ 尿失禁の原因を探り、明確にする

　これまでの情報を思い返しながら、尿失禁の関連図（38ページ）の「**観察の結果**」を見てみましょう。「尿失禁」では、まず「尿が漏れる」「尿意のある・なし」に着目します。
　Cさんが看護師に排泄介助を依頼したときには、「看護師さん、すぐにお手洗いに行きたいの。」と話されているので、尿意はあると考えられますね。「尿意がある」から、矢印をさらに右に進めてみると、「急に尿がしたくなり我慢できなくて尿が漏れる」「尿を出したいのに出せないが尿が少しずつ漏れる」「トイレまで間に合わない」とあります。
　この中のどの状況かを確認してみましょう。Cさんは、「慌てた様子で」すでに尿失禁がみられ

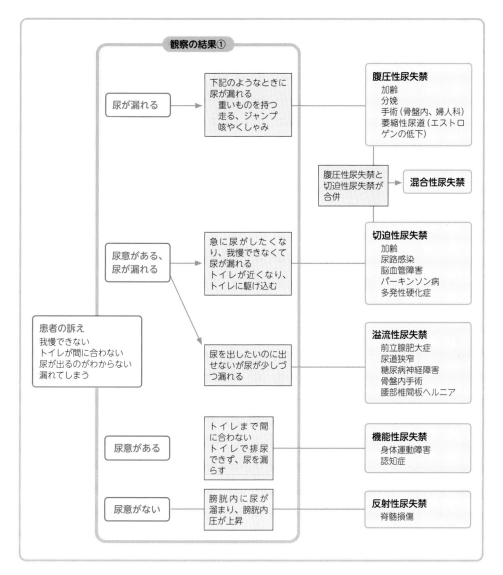

観察の結果①

尿が漏れる → 下記のようなときに尿が漏れる
　重いものを持つ
　走る、ジャンプ
　咳やくしゃみ
→ **腹圧性尿失禁**
加齢
分娩
手術（骨盤内、婦人科）
萎縮性尿道（エストロゲンの低下）

腹圧性尿失禁と切迫性尿失禁が合併 → **混合性尿失禁**

尿意がある、尿が漏れる → 急に尿がしたくなり、我慢できなくて尿が漏れる
トイレが近くなり、トイレに駆け込む
→ **切迫性尿失禁**
加齢
尿路感染
脳血管障害
パーキンソン病
多発性硬化症

患者の訴え
我慢できない
トイレが間に合わない
尿が出るのがわからない
漏れてしまう

尿を出したいのに出せないが尿が少しづつ漏れる → **溢流性尿失禁**
前立腺肥大症
尿道狭窄
糖尿病神経障害
骨盤内手術
腰部椎間板ヘルニア

尿意がある → トイレまで間に合わない
トイレで排尿できず、尿を漏らす
→ **機能性尿失禁**
身体運動障害
認知症

尿意がない → 膀胱内に尿が溜まり、膀胱内圧が上昇 → **反射性尿失禁**
脊髄損傷

ていましたので、突然の尿意があって、尿が漏れた状態のようです。1つ目の項目の「急に尿がしたくなり、我慢できなくて尿が漏れる」にあてはまることがわかります。他の項目も確認してみましょう。「尿を出したいのに出せないが尿が少しずつ漏れる」という症状はCさんにはありませんね。次の「トイレまで間に合わない」は、どうでしょう。もう一度そのときの状況を確認すると、「1人で起き上がろうとしたのか、右手でベッドの左側につかまり右足はベッドの左側にかけており、麻痺側である左肩が体幹で圧迫されている状態であった」とあります。まさに、「トイレまで間に合わない」状況と考えてよいのではないでしょうか。

　整理すると、Cさんの尿失禁の状態は、「急に尿がしたくなり我慢できなくて尿が漏れる」「トイレまで間に合わない」という2つの状況が重なって起こっているようです。関連図に戻り、該当した2つの状況から右に関連図をたどると、ここには尿失禁の分類が記載されています。また、尿失禁の分類と蓄尿と排尿のメカニズムの図（36〜37ページ）を掲載していますので、併せて見てみましょう。尿失禁は、その起こり方によって、5つに分類できます。Cさんの尿失禁の分類は、先ほど明らかになった2つの状態から線をたどると、「切迫性尿失禁」と「機能性尿失禁」であるということになります。

Step 4 ▶ この患者さんの尿失禁の成り立ちを知識を使って確認する

　ここまできたら、あとは関連図をたどり、Ｃさんの尿失禁のメカニズムを理解しましょう。

　尿失禁を理解するために、まずは蓄尿と排尿のメカニズムの理解が必要です。蓄尿は、尿が膀胱に溜まってくると、その刺激が膀胱壁の受容器で感知され、骨盤神経を介して仙髄の膀胱反射中枢に伝わり、膀胱を弛緩、内尿道筋を収縮させるのでしたね。これにより、排尿せずに膀胱に尿が溜まっていくわけです。そして、尿が300～500mL程度溜まると、強い尿意が、大脳皮質から脳幹の橋排尿中枢に伝えられ、骨盤神経を介して、膀胱を収縮、尿道括約筋を弛緩させて排尿が起こります。この知識をもって、まずはＣさんの「切迫性尿失禁」のメカニズムを理解しましょう。

　関連図の「切迫性尿失禁」に伸びている矢印のもと、いちばん右側を見てください。尿が溜まると、本来でしたら大脳皮質からの指令で膀胱壁が収縮して排尿するわけです。「切迫性尿失禁」では大脳からの指令に関係なく「不随意の膀胱排尿筋の収縮」が起こり、これが大脳に突然に尿意として伝わるわけですが、大脳から膀胱を弛緩させたり、尿道括約筋を収縮する指令が出せない「上位排尿中枢の抑制不能」の状態が起こり、蓄尿できずに「反射的に排尿」されてしまいます。切迫性尿失禁は、加齢や尿路感染などの過活動膀胱でも生じることがありますし、また、Ｃさんのように脳血管障害で不随意に膀胱排尿筋の収縮が起こることもあります。

　次に「機能性尿失禁」です。関連図をたどっていくと、「排尿場所にたどり着けない、または時間がかかる」とあります。ヒトが排尿するには、トイレを認識し、そこに行き、下着を脱ぐという行動があって成り立つのですが、そこが障害されていても尿失禁が起こるというわけです。

　関連図でメカニズムをたどっていくと、「尿意後の移動や排泄動作の遅れ」、「身体機能障害・環境障害・認知機能障害（排尿機能は正常）」と続きます。Ｃさんは、突然の尿意を感じても、身体機能の障害があってトイレに行くことができませんでした。切迫性尿失禁と併せて、機能性尿失禁も起こっているということです。

Step 5 ▶ 尿失禁が起こるメカニズムを看護ケアに生かす

　Step 4 までで、Ｃさんに起こっている尿失禁を「切迫性尿失禁」と「機能性尿失禁」と判断し、そのメカニズムを理解してきました。

　切迫性尿失禁に対しては薬物が用いられることもありますが、尿が膀胱に貯留しても膀胱壁を弛緩して尿を溜めることが難しいわけですから、看護では、尿がたくさん貯留する前に、ある程度時間間隔を空けずに排尿を促し、定期的に膀胱を空にする援助ができます。これは急いでトイレに行かなくてもよくなるので、機能性尿失禁に対してのケアにもつながります。さらに機能性尿失禁については、排泄行動の自立に向けた援助が必要になってきます。

　次に、Ｃさんの他の情報をみていきましょう。気になる情報はありましたか。そうですね。次の情報はどうでしょう。

着目点❸　「左手を上にあげてください」という指示に対して「腕が重たい」と言いながら胸まで上げることができた。左手の握力は弱く左下肢は短時間であれば膝を立てることが可能である。1人で起き上がろうとしたのか、右手でベッドの左側につかまり右足はベッドの左側にかけており、麻痺側である左肩が体幹で圧迫されている状態であった。その後も、尿意があると1人でベッドから降りようとする様子が見られる。

　この情報は、身体の動きに関係しているでしょうか。本書の目次を眺めてみましょう。＜身体可動性障害＞の項目があります。

Step 1 ▶ 本当に身体可動性障害が起こっているのかを探る

　まず、解説文を読んでみましょう。

> 　身体可動性障害は、「活動・運動」の障害です。定義は、「胴体あるいは1つ以上の四肢の、意図的な自動運動に限界のある状態」です（NANDA-Ⅰ看護診断　定義と分類 2021-2023）。

　身体可動性の定義は、「胴体あるいは1つ以上の四肢の、意図的な自動運動に限界のある状態」とあります。Cさんは、左上肢は「腕が重たい」と言いながら胸まで上げられ、左下肢は膝を立てるのが短時間なら可能という状態ですので、この定義に合致しそうです。＜身体可能性障害＞が起こっているとみてステップを進めましょう。

Step2 ▶ 観察を進め、身体可動性障害が起こっていることを確定する

　＜身体可動性障害＞の観察項目は45ページに掲載しています。まず「骨、関節可動域、そして、筋力・運動の観察を行います。その結果をもって、関連図の「**観察結果①**」を見てみましょう。

　観察結果①は、上から、「局所的に動かすと痛い、力が入らない、動かない」、「局所的に動かない、関節が動きにくい、関節を動かすと痛い」、「全身的に、あるいは部分的に力が入りにくい、保っていられない、動き方がスムーズでない」「動くのに時間がかかる、どうやったらよいのかわからない」という内容が並んでいます。

　Cさんの状態は、左上肢は「腕が重たい」と言いながら胸まで上げられ、左下肢は膝を立てるのが短時間なら可能という状態でしたね。痛みは伴っていませんので、1つ目、2つ目は該当しません。4つ目の「動きに時間がかかる」あるいは「どうやったらよいのかわからない」も症状は一致しません。残された、3つ目の「全身的に、あるいは部分的に力が入りにくい、保っていられない、動き方がスムーズでない」は、左上肢は胸までなら動かすことができる、下肢は短時間なら膝立ちを保っていられるというCさんの状態に一致するようです。これで、Cさんに＜身体可動性障害＞が起こっていることが確認できました。

Step 3 ▶ 身体可動性障害の原因を探り、明確にする

　では、Cさんの＜身体可動性障害＞は、なぜ起こっているのでしょうか。**Step 2**で確認した、Cさんの状態「全身的に、あるいは部分的に力が入りにくい、保っていられない、動き方がスムーズでない」から、右の矢印に進んでいくと、「筋力の低下」と「運動の異常」とあります。「筋力の低下」からさらに矢印をたどっていくと、「筋の委縮」とあります。どうやらここは筋力そのものが委

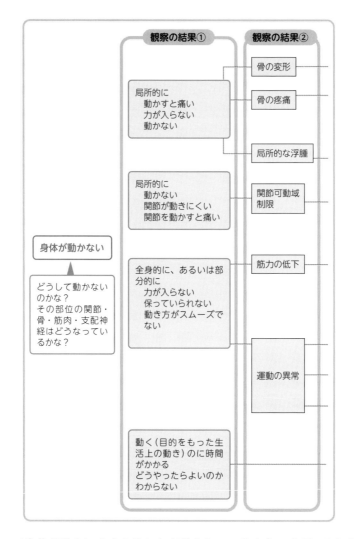

縮することによって身体が動きにくくなることが描かれているようですが、Cさんに筋力低下は起こっているでしょうか。

　確かに、Cさんは、脳梗塞を発症して3日が経過し、2日目にリハビリテーションが開始されたとはいえ、ほとんどベッド上で過ごしています。高齢者は1日間臥床していると筋肉が3～6％減少するとされていますので、原因として考えられるかもしれません。ただし、安静にしているのは全身ですので、筋力低下は全身に起きてくると考えられます。Cさんが動きにくくなっているのは、左側だけですので、これは原因ではないと考えられます。そうすると、Cさんの＜身体可動性障害＞は、次の「運動の異常」によって起こっているように考えてよさそうです。

Step 4 ▶ この患者さんの身体可動性障害の成り立ちを知識を使って確認する

　では、「運動の異常」はどのように起こっているのでしょうか。「運動の異常」から矢印をたどると「運動麻痺」「運動失調」「運動抑制、不随意運動」と続いています。一つひとつ見てみましょう。

　それぞれ矢印を進めていくと、「運動麻痺」は「脳の障害の部位により、単麻痺、片麻痺、対麻痺、四肢麻痺が起こる」とあります。さらに矢印をたどると、大脳皮質からの伝達障害による運動の異常であることがわかりますね。Cさんは、左の上下肢の動きが悪くなっていますので、「片麻痺」であることが考えられます。

さらに、ここで、Cさんが発症した脳梗塞について考えてみましょう。Cさんの脳梗塞は、右中大脳動脈の梗塞でした。中大脳動脈の支配領域を覚えていますか。Cさんの全体関連図（116ページ）でも描きましたので参照してください。大脳の、頭頂葉・側頭葉の大部分と、前頭葉・後頭葉の外側面、そして大脳基底核でしたね。これらの部位の障害は、大きくは、運動機能障害（片麻痺）と、知覚情報の収集・分析に関する失語や空間無視になります。

このことを理解するとCさんの運動の異常は、関連図の「運動麻痺」「運動失調」「運動抑制、不随意運動」うち、脳梗塞による「運動麻痺」であることが見えてきます。関連図には「運動失調」や「運動抑制・不随意運動」は、それぞれ、「小脳」「大脳基底核」の障害で起こることが描かれていますので、Cさんの病状では起こらないことが理解できると思います。

これで、Cさんの、身体の動きに関する「気がかり」は解決できたでしょうか。もう一度「着眼点」を見てください。「1人で起き上がろうとしたのか、右手でベッドの左側につかまり右足はベッドの左側にかけており、麻痺側である左肩が体幹で圧迫されている状態であった。その後も、尿意があると1人でベッドから降りようとする様子が見られる」という情報があります。

Step 5 ▶ 身体可動性障害が起こるメカニズムを看護ケアに活かす

これまで、Cさんに＜身体可動性障害＞が起こっていること、それは脳梗塞による片麻痺による運動の異常であることが明らかになりました。＜身体可動性障害＞の解説文と観察2を見てください（44〜45ページ）。解説文には、「看護の大きな役割は、日常生活を安全に、その人らしく、その人にとって自立して行えるよう援助すること」とあり、観察2には、ADLの状況を観察することがあげられています。このことを踏まえて、先ほどの情報を見直してみると、Cさんは、＜身体可動性障害＞があることにより、足を柵にかけるなど、ベッドからの転落が予測される様子が見られます。

このことから、Cさんの身体可動性障害は、「転落のリスク」につながると考えられます。

また、看護は機能訓練士と協働し、生活のなかでリハビリテーションを進め、Cさんが日常生活をできるだけ安全に自立して過ごすことの援助が必要になります。

3 事例の関連図

Cさんの関連図（発症3日目）

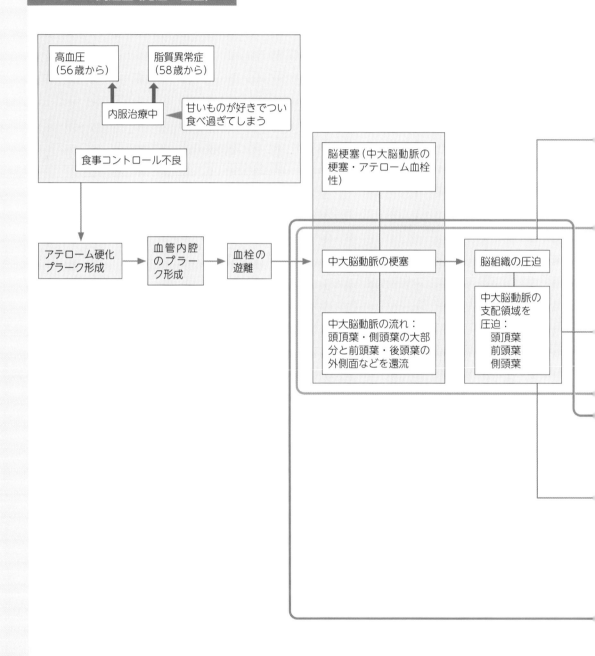

高血圧
（56歳から）

脂質異常症
（58歳から）

内服治療中

甘いものが好きでつい
食べ過ぎてしまう

食事コントロール不良

脳梗塞（中大脳動脈の
梗塞・アテローム血栓
性）

アテローム硬化
プラーク形成

血管内腔
のプラー
ク形成

血栓の
遊離

中大脳動脈の梗塞

脳組織の圧迫

中大脳動脈の流れ：
頭頂葉・側頭葉の大部
分と前頭葉・後頭葉の
外側面などを還流

中大脳動脈の
支配領域を
圧迫：
　頭頂葉
　前頭葉
　側頭葉

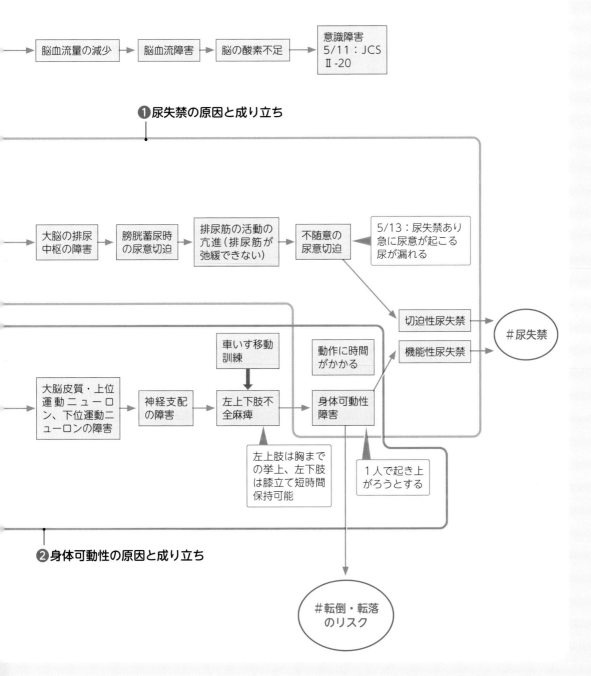

脳血流量の減少 → 脳血流障害 → 脳の酸素不足 → 意識障害 5/11：JCS Ⅱ-20

❶尿失禁の原因と成り立ち

大脳の排尿中枢の障害 → 膀胱蓄尿時の尿意切迫 → 排尿筋の活動の亢進（排尿筋が弛緩できない） → 不随意の尿意切迫

5/13：尿失禁あり 急に尿意が起こる 尿が漏れる

切迫性尿失禁 → #尿失禁

機能性尿失禁 → #尿失禁

車いす移動訓練

動作に時間がかかる

大脳皮質・上位運動ニューロン、下位運動ニューロンの障害 → 神経支配の障害 → 左上下肢不全麻痺 → 身体可動性障害

左上肢は胸までの挙上、左下肢は膝立て短時間保持可能

1人で起き上がろうとする

❷身体可動性の原因と成り立ち

#転倒・転落のリスク

3 看護問題

Cさんの全体像の整理から、次の看護問題 があがりました 。

#1　排尿筋が弛緩できないことによる尿意切迫、左上下肢の不全麻痺による排泄動作の遅れに関連した尿失禁

#2　身体可動性障害に関連したベッドからの転落のおそれ

4 看護計画

【看護問題】 （5 /14立案）
#1　排尿筋が弛緩できないことによる尿意切迫、左上下肢の不全麻痺による排泄動作の遅れに関連した尿失禁

【長期目標】
1．尿失禁なく車いすトイレで排泄できる (評価日 2週間後 5 /30)

【短期目標】
1．介助のもと車いすトイレへの移動・移乗動作、排泄動作ができる (評価日 5日後 5 /20)

具体策	実施と評価
O-P 1．バイタルサイン、意識レベル、対光反射 　（1）9時、15時、車いすトイレ排泄前後に測定する。 2．麻痺の状態 3．尿意の有無、失禁の有無、失禁の量 4．排尿回数 (日中、夜間)、排尿量、性状 5．排尿時痛、違和感、残尿感の有無 6．IN-OUTバランス 7．排泄動作の状況 　ADL (居位動作、立位動作・バランス、車いす移動・移乗動作、衣服着脱動作) 8．排尿パターン (排尿の間隔、時間帯など) 9．食事摂取量、水分摂取量 10．気分やストレス状況 T-P 1．プライバシーを確保し、安全に気兼ねなく排泄できるように環境を整える。 　①ベッド周りは常に整理・整頓を行い、体位変換や移動が安全に行えるようにする。 　②ベッド柵設置の確認 　③ナースコールや尿取りパットなど、患者が取りやすい場所に設置する。 　④使用済みの尿取りパッド等を入れる蓋つきの箱 (消臭剤入り) をベッド柵に設置する。訪室ごとに確認しすぐに引き上げる。 　⑤病室の近くに車いすを準備しておく 2．尿漏れや下着の汚れの状態に注意し、陰部を清潔に保つ。必要時清拭、陰部洗浄、下着、オムツの交換を実施する。 3．排尿しやすい下着や衣服の着用を勧める。 4．車いすトイレでの排泄誘導 　①車いすトイレでの排泄方法については、理学療法士の指導方法に則り実施する。 　②患者の状況に合わせ、誘導回数を増やしていく。 　・1日2回時間を決めて、車いすトイレに誘導する：午前 (11時) 1回理学療法士とともに、午後 (15時) 1回看護師とともに (5月20日まで)	**【短期目標1について】** S：「だいぶ下肢がガクガクしなくなった。でもまだ一人じゃ無理ね」「時間を決めてトイレに行くのは、焦らなくていいから安心ね」 O：尿意を感じてから排尿まで、5分程度の我慢が可能となっている。尿取りパットに少量の尿もれあり。右手で手すりを持っての立位は1分30秒程度可能。膝折れなし。身体の回転時などは、時折バランスが悪く麻痺側に傾く様子がみられる。 A：1日2回のトイレ誘導にて、尿失禁の回数が減少している。本人が気づかない程度の尿漏れは継続している。排泄動作も安定してきているが、身体の回転時は麻痺側に注意をしてかかわる必要がある。 P：プラン継続 (評価日：3日後5/24)

＜排泄動作の援助方法＞
a．車いすを便座に向かって直角に配置する。
b．車いすの座面から臀部を少し前にずらし、床にしっかり足をつける。
c．看護師は患者の両脇に腕を入れ、肩に腕を回してもらい立ち上がってもらう。しっかり膝が伸びた状態での立ち上りであるか、安定しているかを確認する。
d．右手で手すりにつかまってもらい、殿部を便座の方向に回転する。このとき看護師は患者の殿部を軽く支える。
e．看護師が衣類（ズボンや下着）を下ろす。
f．ゆっくりと便座に腰掛ける。
g．排泄終了後、右手で手すりをつかみ立ち上がり、臀部を手すり側に回転する。
h．車いすを患者の背側に設置し、ゆっくりと座る。

E-P
1．切迫性尿失禁についてパンフレット指導を行う。5/16午後の検温時に、患者のベッドサイドで説明する。
　＜内容＞
　a．切迫性尿失禁とは
　b．尿路感染の予防法
　c．排泄しやすい寝衣、下着の着用
　d．飲水の必要性
　e．自分の排尿パターンを知るために排泄日誌をつける（排尿間隔、排尿量など）。
2．失禁した場合は、遠慮せずに援助を求めるよう説明する。
3．車いすトイレでの排泄練習の必要性について説明をし、協力を得る。
4．疑問や不安などはいつでも伝えてもらうよう説明する。

【長期目標について】
S：車椅子トイレへの移動について「だいぶ慣れてきたわよね」「トイレの間隔も自分でわかってきた感じ」
O：少量の尿もれは継続しているが自分で対処できている。尿意を感じてから車いすトイレでの排泄まで、失禁なく移動できている。
　車いすトイレでの排泄については、11時、14時以外もCさんの希望で移動、排泄を実施している。約4〜5時間の間隔で追加実施している。
　車いすトイレでの一連の排泄動作は安定しており、麻痺側への身体の傾きも自分で修正することができている。
　車いすやトイレ便座への移動については、健側を使いながらバランスを崩さずにできているため、見守りで可能。
A：少量の尿漏れは続いている様子だが（1日3回程度）、Cさん自身で対処できている。排泄動作も見守りで可能となり、Cさんの排尿間隔に合わせ車いすトイレでの排泄が実施できている。
P：目標達成

脳梗塞のはなし

　脳梗塞は脳血管障害（脳卒中）の1つです。その発症率は、脳梗塞75％、脳出血15〜20％、くも膜下出血5〜15％となっており、脳梗塞が最も多くみられます。わが国では50万人/年が発症します。医療技術の進歩とともに救命率も向上し、障害をもちながら生活することも可能になってきました。
　脳梗塞は脳動脈が詰まることで脳細胞が虚血状態となり、壊死する疾患で、アテローム血栓性脳梗塞（動脈硬化によって脳の太い血管が閉塞する）、心原性脳梗塞（心臓で生じた血栓が脳の血管を塞ぐ）、ラクナ梗塞（脳内の深部穿通動脈の細い血管の血流障害）の3つに分類されます。
　脳梗塞の発作の前兆としては、半身がしびれる、手に持っているものをするっと落としてしまう、言葉が出てこない、呂律が回らないなどの症状があります。症状が進むと、片側の手足や顔が麻痺してうまく動かせなくなる「運動障害」、片側の手足や顔がしびれる「感覚障害」、言葉が出なくなる、または言葉は出るのに呂律が回らなくなるといった「言語障害」、片方の目が見えにくくなる「視力障害」、片側にある物が見えにくくなる「視野障害」などが現れます。

一過性脳虚血発作（TIA：transient ischemic attack）とは

　一時的に脳に血流が途絶え、神経脱落症状が現れる発作です。以前は24時間以内に症状が消えるというのがTIAの定義でしたが、24時間以内に症状が消えてもMRI拡散強調画像（DWI）検査によって脳梗塞が発見さつかることが増えてきたため、最近では持続時間は問われていません。
　症状は脳梗塞と同じで、症状の持続時間は5〜10分程度が多く、ほとんどは1時間以内です。
　脳卒中治療ガイドライン（2015）によれば「一過性脳虚血発作（TIA）を疑えば、可及的速やかに発症機序を確定し、脳梗塞発症予防のための治療を直ちに開始しなくてはならない（グレードA）。TIAの急性期（発症48時間以内）の再発防止には、アスピリン160〜300mg/日の投与が推奨される（グレードA）」とされています。TIAはしばしば早い時期に脳梗塞に移行するため、機能障害が短時間で回復したとしても、画像診断で梗塞巣が見つかったものは脳梗塞と診断し、治療を行います。

事例 3 慢性心不全の患者

1 事例紹介

■基本情報

- **患者**：Dさん、男性、58歳、会社員
- **家族構成**：妻55歳（介護施設職員）、長男30歳（会社員）、長女28歳（公務員）の4人で生活している。
- **診断名**：慢性心不全の増悪
- **現病歴**：10年前に心筋梗塞を発症しPCIを行う。その後定期的に外来受診していた。2年前に慢性心不全と診断され外来受診を続けてきた。

■これまでの経過

　5日前からトイレ歩行時に息苦しさ、胸部の不快感（動悸）があり、2日前から夜に咳と痰がみられ息苦しさもあり臥床では眠れなくなったため、受診した。

　体重は1週間で4kg増加、下肢の浮腫がみられる。胸部X線検査では、CTR60%、胸水の貯留が認められた。以上の状況から心不全の増悪と診断され緊急入院となった。

- **入院時の所見**：身長170cm、体重90kg（BMI 31.1）、血圧140/90mmHg、脈拍数110回/分、呼吸数24回/分　SpO$_2$ 95%（Room Air、歩行直後で息切れのあるときは93%だった）、LDLコレステロール50mg/dL
- **薬物療法**：持続性アンジオテンシン変換酵素（ACE）阻害剤：レニベース錠5mg/日（朝）
  　　　　　　β遮断薬：メインテート錠5mg/日（朝）
  　　　　　　抗血小板剤：エフィエント錠3.75mg/日（朝）
  　　　　　　利尿薬：アルダクトンA錠25mg/日（朝）
- **入院後の治療**：内服薬の継続と補液、飲水制限500mL/日、尿量の管理
- **既往症**：10年前に心筋梗塞〔閉塞部位：左前下行枝の完全閉塞と左回旋枝の狭窄（30%）〕、左前下行枝に対して、XXXX年Y月X日、経皮的冠動脈形成術（percutaneous coronary intervention：PCI）を行う。

＜入院時の本人の訴え＞

　「10年前に心筋梗塞になったときは、痛くて痛くて助からないと思った。治療をしてからは痛みもなく調子がよかった。仕事も以前のようにできていた。食事もなんでもおいしく食べられました。外来も月に1回通院して検査と内服をしていました」

　「ただ2年前くらいから歩くと息があがって、胸がどきどきして気持ち悪くなることがある。あと、疲れやすかったり、足がむくむことがときどきありました」

　「この1週間で体重が急激に増えて、足がぱんぱんになって、歩くと息が苦しい、昨日の夜は胸が苦しくて横になって眠れなかった。食事も食べられない。これは相当具合が悪いと思って、外来に来ました」

2 気になった情報に着目して、対象に起こっている症状とメカニズムを理解しよう

10年前の心筋梗塞発症後、定期的に受診を続けているDさんは2年前に慢性心不全と診断され、その後も継続的に受診しています。長い経過がありますが、今回の受診・入院のきっかけになった症状として1週間前からの変化があります。なかでも「息苦しい」とは身体的なつらさに加え、心理的にも恐怖感や不安感を強くするものだと思います。まずは、そこに着目してみましょう。

着目点① 「5日前から<u>トイレ歩行時に息苦しさ</u>、胸部の不快感（動悸）があり、2日前から夜に咳と痰が見られ息苦しさもあり臥床では眠れなくなった」「2年前くらいから<u>歩くと息があがって</u>、胸がどきどきして気持ち悪くなることがある」「この1週間で、……<u>歩くと息が苦しい</u>、昨日の夜は胸が苦しくて横になって眠れなかった」

Dさんの情報から、「息苦しさ」についての情報が複数あります。息苦しさですから、呼吸に関連する症状でしょうか。本書で取り上げた関連図で呼吸に関するものを探すと＜呼吸困難＞がありました（20ページ）。Dさんの「息苦しさ」がどのようなものなのか、呼吸困難の関連図を参考にして考えてみましょう。

Step 1 ▶ 本当に呼吸困難が起こっているのかを探る

> 呼吸困難とは、自分の呼吸に際して感じる苦痛や、努力を必要とする不快感で、息苦しい、息ができない、息が止まりそうなどと表現されます。多くは呼吸器疾患で起こりますが、心疾患や神経・筋疾患、代謝疾患、血液疾患などの病態でも起こります。

呼吸困難の解説文には、『呼吸困難とは、自分の呼吸に際して感じる苦痛や、努力を必要とする不快感で、「息苦しい」「息ができない」「息が止まりそう」などと表現されます』とあります。さらに「多くは呼吸器疾患で起こりますが、心疾患や神経・筋疾患、代謝疾患、血液疾患などでも起こります」とあります。Dさんは慢性心不全という心臓の機能変化を起こした状態です。Dさんの息苦しさは、＜呼吸困難＞であると考えられます。確かめていきましょう。

Step 2 ▶ 観察を進め、呼吸困難が起こっていることを確定する

呼吸困難の関連図の観察項目のところを見てみましょう。

> **観察1** 呼吸の状態を観察します。
> **①息苦しさを感じていないか**
> 息苦しさを感じているとしたら、いつからか、どのようなときに悪化するのかも確認しましょう。
> 呼吸困難の重症度を評価する方法として、修正MRC（mMRC modified medical research council dyspnea scale）息切れスケール質問票（**表1-1**）やBorgスケール（**表1-2**）があります。

ここにはまず、「①息苦しさを感じていないか。息苦しさを感じているとしたら、いつからか、どのようなときに悪化するのかも確認しましょう」とあります。

Dさんの呼吸困難の状況を見てみましょう。Dさんの訴えを時間の経過で並べてみると、「2年前くらいから歩くと息があがって、胸がどきどきして気持ち悪くなることがある」「この1週間で、体重が急激に増えて、足がぱんぱんになって、歩くと息が苦しい……」「5日前からトイレ歩行時に息苦しさ、胸部の不快感（動悸）があり、2日前から夜に咳と痰がみられ息苦しさもあり臥床では眠れなくなった（現病歴）」「……昨日の夜は胸

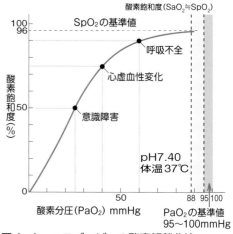

図4-1　ヘモグロビンの酸素解離曲線

が苦しくて横になって眠れなかった」とあり、"いつから起こったのか"については、1週間くらい前から考えられ、昨日・今日、突然起こったものではなさそうです。

どのようなときに悪化するのかについては、歩行時と「臥床では眠れなくなった」「横になって眠れなかった」の訴えからから、「仰臥位になったとき」のようです。そして「臥床では眠れなくなった・苦しくて横になって眠れない」とは、「座っていないと苦しい」ということでもあると考えられます。

Dさんの息切れは最近悪化してきていますが、歩行直後で息切れのあるときはSpO₂ 93％で、その後はSpO₂ 95％に回復しています（SpO₂の基準値は96％以上、**図4-1**）。呼吸数は24回/分と、少し回数が増加しているものの、これらの情報からは緊急性は高くないと判断できます。スケールを用いてDさんの呼吸困難の重症度を評価しておくとよいでしょう。動くと息切れがあったり、夜横になって眠れないなどの訴えがあり、それはつらいですね。

Step 3 ▶呼吸困難の原因を探り、明確にする

関連図（24ページ）を続けて見ていきましょう。Dさんの「息が苦しい」は呼吸困難であるが緊急性は高くないことを確認しました。関連図では呼吸困難の度合いを「今、急激に苦しくなった」から「最近、動くと苦しくなる」までを矢印で示しています。Dさんの場合は緊急性は高くないので、どちらかというと矢印の下のほうに該当すると予測します。その予測をもちながら次の「**観察の結果**」の列を見てみましょう。Dさんの情報と合致するところがありますか？

いちばん上の囲みに「咳、痰が出る」があります。Dさんにも症状が見られましたが、緊急性の視点から考えるとここには該当しません。真ん中より下のあたり「息切れがする、PaO₂の低下」、「歩くと苦しい」「動悸、座っていないと苦しい（起坐呼吸）、頻呼吸」の3つの囲みが該当します。そして、さらに関連図をたどっていくと、最初の2つの囲みは「肺でガス交換ができていない」へ、3つ目は「心臓から血液を送り出せていない」→「左心室からの心拍出量の低下（左心不全）」につながっていることがわかります。

上記のことから、Dさんの呼吸困難の原因は、肺でのガス交換が不足していることと、心臓から血液を送り出せていないことが考えられました。

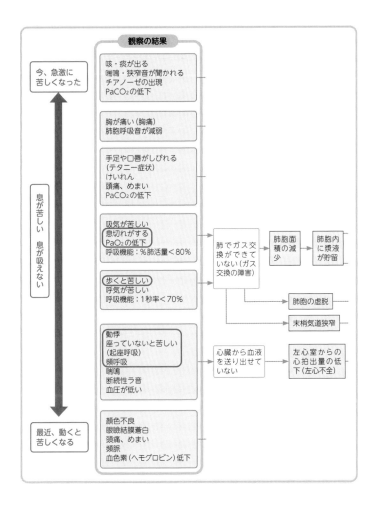

Step 4 ▶ この患者さんの呼吸困難の成り立ちを知識を使って確認する

　心臓は、ほとんどが心筋という筋肉でできています。この筋肉（心筋）の力によって、心臓のポンプとしての働き（ポンプ機能）が保たれ、心臓は全身に血液を送り出しています。心臓には4つの部屋がありました。全身に血液を送り出すのは、心臓の左心室からです。心臓の左心室から送り出された全身に酸素や栄養を供給し右心房に戻ってきます。そして、右心房に戻った血液は右心室から肺動脈に送られ、肺で二酸化炭素と酸素のガス交換が行われた後、肺静脈を通って左心房から左心室へと戻ってきます。

　Step 3でDさんは心臓から血液を送り出せていないことが考えられました。これはつまりDさんの心臓のポンプ機能が低下しているということです。Dさんの呼吸困難の原因として、肺でのガス交換が不足していることも考えられます。

　では、Dさんの心臓のポンプ機能の低下とDさんの肺でのガス交換の状況について、知識を使って確認してみましょう。

　全身に血液を送り出す力（拍出力）が弱まり左心室からの拍出量が低下すると、送り出しきれなかった血液が左心室に残った状態になります。そこに左心房から次に拍出する血液が流入してくるので、左心室はいつも以上の血液が充満することになり、左心室内圧が上昇します。その状態では、左心室に血液を送り込む左心房にも血液が停滞し、左心房圧が上昇します。さらには、左心房に血液を戻す肺静脈にも血液が停滞し肺静脈圧が上昇し、肺静脈はうっ血状態になります。

肺静脈にうっ血が生じると、肺水腫を起こします。肺水腫とは、肺胞の周りを網目状に取り巻いている毛細血管から血液の液体成分が肺胞内へ滲み出した状態です。通常では肺胞には空気が取り込まれ、肺胞を取り巻く毛細血管では、空気と血液との間で酸素と二酸化炭素の交換が行われます（ガス交換）。肺胞内に血液の液体成分が貯留することで肺での酸素の取り込みができなくなり、ガス交換機能が低下し、咳、痰、呼吸困難などが生じます。

また、肺静脈圧が上昇し、肺の毛細血管内圧が上昇することで、肺の毛細血管から水分が胸腔内に漏出し、胸水が貯留します。いずれの状態からも、肺胞面積は減少し、その結果、肺でのガス交換が不足する状態となり、呼吸困難をまねきます。

Ｄさんは10年前に心筋梗塞の既往があり、心筋にダメージを被りました。心筋の一部が壊死したわけです。その後管理をしてきましたが、このような経過から、心筋障害により心筋の収縮する力が弱くなったことから拍出する血液量が減少し、左心室から動脈血を全身に送れない状況（左室不全）があります。

今回、Ｄさんは、慢性心不全の状態が悪化したことで、肺静脈圧の上昇に伴う肺胞内への液体成分の貯留、および胸腔内への胸水の貯留をきたし、呼吸面積が減少しガス交換が不十分になったため、少しの動作で息切れや動悸がするようになったと考えられます。

Ｄさんの情報に「胸部Ｘ線検査でCTR60％、胸水の貯留が認められた」とありました。CTR（cardio thoracic ratio）とは心胸比といわれ、胸部Ｘ線画像で、胸郭で最も幅の広い部分の長さに対する心臓（心陰影）の最も幅のある部分の長さの割合のことで、50％以下が正常の目安です。50％以上だと心臓が大きい＝心拡大と判断します。ＤさんのCTRは60％のため心拡大があり、心臓に負荷がかかっていることがわかります。Ｄさんの関連図（128ページ）を見てみましょう。Ｄさんの呼吸困難の原因から成り立ちまでを示しているのが、❶の線で囲まれた部分です。

Step 5 ▶ 呼吸困難が起こるメカニズムを看護ケアに生かす

Ｄさんの「少し動いただけで息切れがする」は、心筋梗塞後の慢性心不全の悪化による心拍出量低下とガス交換不足が原因でした。そのため、日常生活のちょっとした活動（たとえば、歩く、横になる）にも耐える力が低下している状態（＝活動耐性の低下状態）にあると考えられます。

Ｄさんのケアにあたっては、体動時に息切れがあることからＤさんの心機能や活動範囲に即して、日常生活行動（食事、排泄、清潔等）を援助することが大切です。この場合、動作やケア直後に必ず休憩をとるなどしてから次の動作を進めるようにします。

また、心不全によって心臓が血液を押し出す力（心拍出力）が弱まっていると、横になることで心臓に戻ってくる血液が戻りやすくなるので、息苦しさが増します。つまり、心臓に戻ってきた血液は肺に送られるのですが、弱ったポンプでは、押し出せる量を超える量が戻ってくるとその血液を滞りなく処理することができず、血液が肺の中にうっ滞して酸素を全身に運びにくくなるため、息苦しさが増します。睡眠時や休息時の体位の工夫などの援助も必要です。

症状の観察、治療が効果的に進むよう薬物療法や飲水制限が守られるように援助することも欠かせない重要なことです。

着目点 ❷ この１週間で体重が急激に増えて、足がぱんぱんになって……

「この１週間で急激に体重が増えて、足がぱんぱんになって……」とＤさんは話されています。体重の増加は摂取カロリーが消費カロリーを上回ることでも起きますが、１週間で急激に増えるこ

とはありません。Ｄさんは体重が急激に増えたと同時に足がぱんぱんになった、と話されています。この足に起こっている変化は何でしょう。

「足がぱんぱんになる」状況について思い浮かぶのは、「足が腫れた」とか「足がむくんだ」状態です。「体重が増えて」ということと合わせて考えると、腫れただけで体重が急激に増えることはないので、Ｄさんの場合は、＜浮腫＞ではないかと推測されます。

Step 1 ▶ 本当に浮腫が起こっているのかを探る

事例紹介にある「これまでの経過」のなかに「下肢の浮腫が見られる」という情報があります。これは、入院時に看護師あるいは医師が観察し記録したものと考えられます。＜浮腫＞の関連図を見てみましょう。浮腫の確認方法は、「圧痕あり＝浮腫」です。この時点でＤさんの下肢に圧痕の観察はできていませんが、観察すると強度の圧痕＝浮腫を確認できると思います。

Step 2 ▶ 観察を進め、浮腫が起こっていることを確定する

＜浮腫＞の関連図を参考に、さらに観察を進めましょう。Ｄさんの「これまでの経過」をみると「5日前からトイレ歩行時に息苦しさ、胸部の不快感（動悸）があり、2日前から夜に咳と痰が見られ息苦しさもあり臥床では眠れなくなった」とありました。また、本人の訴えでは「この1週間で体重が急激に増えて、足がぱんぱんになって、歩くと苦しい、昨日の夜は胸が苦しくて横になって眠れなかった」とあります。

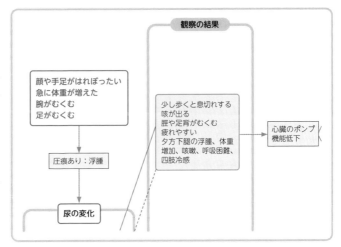

関連図にある「**観察の結果**」には6つの囲みがありますが、Ｄさんの状況と一致するものがあるでしょうか。いちばん上の囲みをみてください。「**少し歩くと息切れがする**」は「トイレ歩行時に息苦しさ、胸部の不快感（動悸）がある」に該当し、「咳が出る、体重増加、咳嗽、呼吸困難」は「……夜に咳と痰がみられ、息苦しさもあり臥床では眠れなくなった」「歩くと苦しい、昨日の夜は胸が苦しくて……」に該当します。この囲みの内容とＤさんの状況はかなり類似しています。

Step 3 ▶ 浮腫の原因を探り、明確にする

さらに関連図をたどって、Ｄさんの＜浮腫＞の原因を探っていきましょう。

Ｄさんの状況に該当した囲みの内容をたどってみると、「**心臓のポンプ機能低下**」につながっています。Ｄさんは既往に10年前に心筋梗塞がありました。それに対して経皮的冠動脈形成術を行い、以後薬物療法を継続し、2年前には慢性心不全と診断されて薬物療法を行っています。不全とは、活動や機能が完全でないこと・不良であることを意味します。つまり、慢性心不全とは、慢性的に心臓の機能（働き）が不良であることを意味しています。心臓の機能は、ポンプのように血液を送り出すこと、すなわちポンプ機能です。Ｄさんの心臓は慢性的にポンプ機能が不良だったところに、その機能がさらに悪化したため、急な浮腫と浮腫による体重増加が生じたものと考えられます。Ｄ

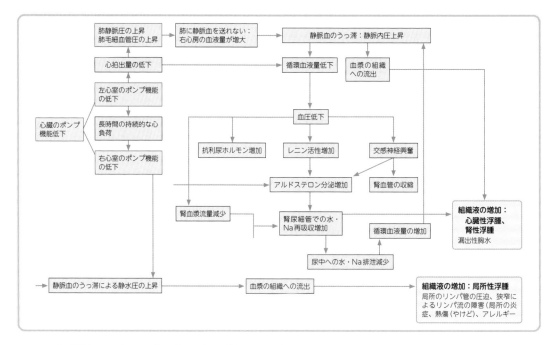

さんの「浮腫」の原因は、「心臓のポンプ機能低下」であったとわかりました。

Step 4 ▶ この患者さんの浮腫の成り立ちについて知識を使って確認する

　ここでは、Dさんの「心臓のポンプ機能低下」がなぜ浮腫を引き起こしたのかについて、知識を使って確認していきましょう。

　心臓は筋肉（心筋）の力によって、心臓のポンプ機能が保たれ、全身に血液を送り出しています。全身に血液を送り出すのは、心臓の左心室からです。心臓のポンプ機能の低下によって左心室が全身に血液を送り出す力は弱まっており、その結果、左心室から全身に送り出される血液量は、正常時よりも少なくなります。そうすると血圧も低下し、全身への循環が悪くなってしまいます。全身への血液循環が悪くなると各細胞への酸素や栄養の供給が不足してしまうので、そうならないために、人間の身体は、心臓を大きくしたり、心拍数を多くしたり、あるいは手足の血管を収縮させたりして、何とか正常の循環状態を保とう、血圧を維持しようと反応します。しかし、そのような対応（無理）は心臓に負担をかけることになるため長続きせず、無理をして疲れた心臓のポンプ機能は、さらに低下してしまいます。そして、すべての血液循環に影響を及ぼします。

　＜浮腫＞の関連図をもう一度見てみましょう。「心臓のポンプ機能低下」をたどっていくと、「肺の毛細血管内圧の上昇」は「右心房の血液量が増大」「静脈血のうっ滞＝静脈内圧上昇」につながり、その結果、下肢の浮腫を起こします。

　Dさんは、10年前に心筋梗塞の既往があり、心筋にダメージを被りました。その後管理をしてきましたが、心筋障害により心臓のポンプ機能は徐々に低下し、左心室から動脈血を全身に送れない状況（左室不全）になりました。その状況に全身から心臓に帰ってくる血液を受け取って肺に送る力が弱くなっている状況（右心不全）が加わり、慢性心不全に至ったと考えられます。Dさんの下肢の浮腫と体重増加の原因と成り立ちを示しているのが、Dさんの関連図の❷の線で囲まれた部分です。

Step 5 ▶ 浮腫が起こるメカニズムを看護ケアに生かす

　Dさんの「足がパンパンになった」「体重増加」は、心筋梗塞後の慢性心不全による全身性の浮腫

（体重の増加、下肢の浮腫、胸水貯留）によるものであることが確認できました。

　Dさんの全身の浮腫は、胸水貯留もありガス交換障害とも関連しています。ガス交換障害による活動耐性の低下に関するケアの必要性については、**着目点①** **Step 5**で述べました。

　また、Dさん自身では難しくなった日常生活行動の援助（食事、排泄、清潔など）の援助が必要になります。できる行動はその自立度を保ちつつ、活動耐性の低下があることを加味して、心臓へ過負荷にならないような活動と休息のバランスを考えた日生活行動の援助をすることが大切です。また、下肢の浮腫、息切れや疲れやすさといったことから、転倒転落を起こさないような援助も重要だと思います。もちろん、症状の観察、治療が効果的に進むよう薬物療法などの援助も続けてください。

着目点③ 2年前くらいから歩くと息があがって、胸がどきどきして気持ち悪くなることがある

　Dさんは「息があがって、胸がどきどきして気持ち悪くなる」と話されています。この症状に注目してDさんの身体のなかで起こっていることについて見ていきましょう。

　「これまでの経過」のなかに「胸部の不快感（動悸）」という情報があります。まず、＜動悸＞の関連図を見てみましょう。

Step 1 ▶ 本当に動悸が起こっているのかを探る
Step 2 ▶ 観察を進め、動悸が起こっていることを確定する

　「胸がどきどきする」とは、「心拍動数・心拍動リズム・心拍動の強さ」の変化によって分けられます。しかし、Dさんの場合は、どれに当てはまるのかがわかりません。

Step 3 ▶ 動悸の原因を探り、明確にする
Step 4 ▶ この患者さんの動悸の成り立ちを知識を使って確認する

　ここまでDさんの状態を考えてきたことで、Dさんは、心拍出量低下とガス交換不足があることが確認できています。

　着目点② の **Step 4**下線部分の記述を見てください。後半の部分に「全身への血液循環が悪くなると各細胞への酸素や栄養の供給が不足してしまうので、そうならないために、人間の身体は、心臓を大きくしたり、心拍数を多くしたり、あるいは手足の血管を収縮させたりして、何とか正常の循環状態を保とう、血圧を維持しようと反応します」という記述があります。

　このことから、Dさんの動悸は、全身への血液循環が悪くなると各細胞への酸素や栄養の供給が不足してしまうので、そうならないために心拍数を多くしている、つまり、1回の拍動で送り出せる血液が少なくなっている状態に対して、拍動の回数を多くして必要な血液を送り出そうとしている、人間の代償機能の現れと考えられます。

Step 5 ▶ 動悸が起こるメカニズムを看護ケアに生かす

　したがって、Dさんの動悸は、心臓のポンプ機能が改善することにより、緩和してくるものと思われます。

3 事例の関連図

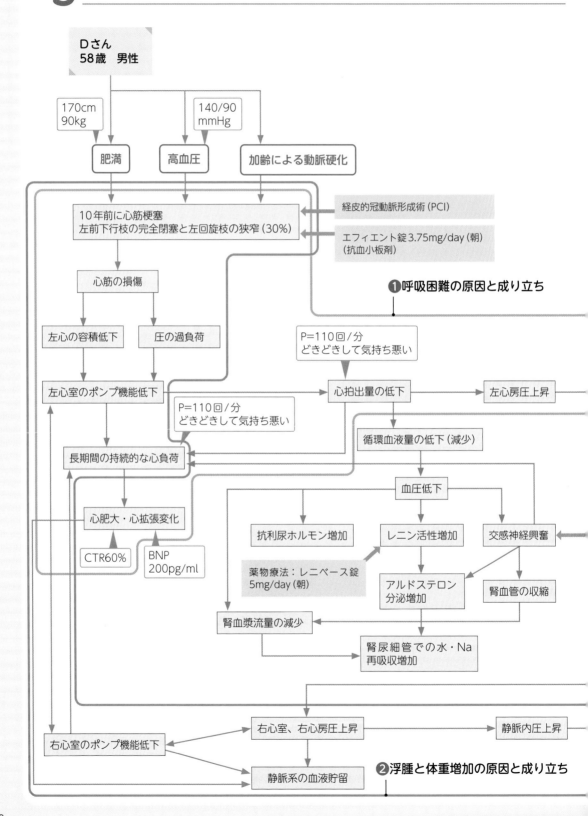

Dさん
58歳　男性

170cm
90kg

140/90
mmHg

肥満

高血圧

加齢による動脈硬化

経皮的冠動脈形成術（PCI）

10年前に心筋梗塞
左前下行枝の完全閉塞と左回旋枝の狭窄（30%）

エフィエント錠3.75mg/day（朝）
（抗血小板剤）

❶呼吸困難の原因と成り立ち

心筋の損傷

左心の容積低下

圧の過負荷

P=110回/分
どきどきして気持ち悪い

左心室のポンプ機能低下

心拍出量の低下

左心房圧上昇

P=110回/分
どきどきして気持ち悪い

循環血液量の低下（減少）

長期間の持続的な心負荷

血圧低下

心肥大・心拡張変化

抗利尿ホルモン増加

レニン活性増加

交感神経興奮

CTR60%

BNP
200pg/ml

薬物療法：レニベース錠
5mg/day（朝）

アルドステロン
分泌増加

腎血管の収縮

腎血漿流量の減少

腎尿細管での水・Na
再吸収増加

右心室、右心房圧上昇

静脈内圧上昇

右心室のポンプ機能低下

静脈系の血液貯留

❷浮腫と体重増加の原因と成り立ち

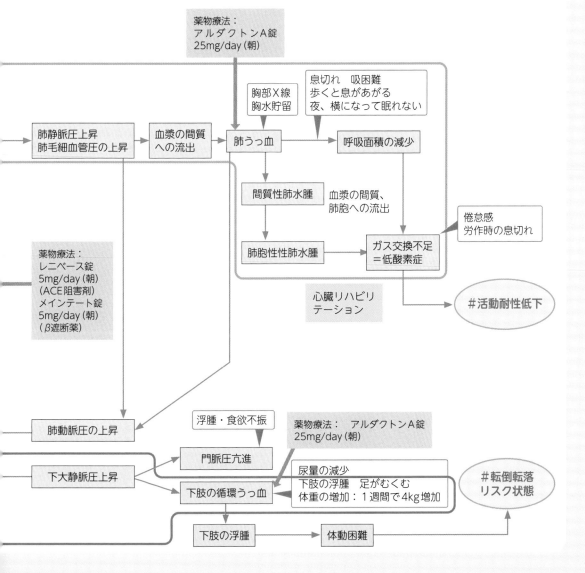

4 看護問題

Dさんの関連図から原因に関連した次の看護問題があがりました。

＃1 心拍出量の低下、胸水の貯留よる呼吸面積の減少に関連した活動耐性の低下
＃2 両下肢浮腫による体動困難、倦怠感、労作時の息切れに関連した転倒転落のリスク状態

5 看護計画

心不全は、心臓のポンプ機能低下により引き起こされるさまざまな症状を呈する状態であり、入退院を繰り返しながらも、その生命予後はよくないことが特徴です。

呼吸困難をはじめとした生命に直結する症状が起こること、睡眠や活動、食事などの日常生活活動の低下をまねくことから、本人にとっても家族にとっても不安や恐怖を抱きやすくなります。日常生活においては、塩分や水分制限などを守り、浮腫の出現や尿量など、自らの健康状態の変化に気づくことも必要であり、また、適切な活動も必要になります。

患者のセルフケア能力を左右する年齢や社会背景にもよりますが、ここでは看護問題＃1を取り上げ、事例の患者の日常生活に視点を当てた看護計画を紹介します。

【看護問題】
＃1 心拍出量の低下、胸水の貯留よる呼吸面積の減少に関連した活動耐性の低下

【長期目標】
労作時の息切れがなくなり、入院前の生活行動を行うことができる。達成予定日：○月○日（入院2週間後）

【短期目標】
1．ファーラー位で睡眠でき、熟睡感が得られる。　達成予定日：○月○日（入院3日後）
2．シャワー浴が行え、その後に息切れの訴えがない。　達成予定日：○月○日（入院1週間後）
3．労作時の息切れの訴えがなくなる。　達成予定日：○月○日（入院10日後）

具体策	実施と評価
O-P ①バイタルサイン・SpO₂ ②呼吸状態（起座呼吸の有無・パターン） ③呼吸音・副雑音、痰の状態 ④息切れ、呼吸困難感、息苦しさなどの自覚症状 ⑤チアノーゼや冷感の有無 ⑥心音 ⑦心電図 ⑧血液、血液ガス検査 ⑨RBC、Hb、Ht、PaO₂、PaCO₂、BE ⑩胸部X線写真 ⑪体重（毎日10：00測定） ⑫浮腫の有無、程度 ⑬水分摂取量、尿量、水分出納バランス ⑭活動への意欲 ⑮活動の状態と活動時の呼吸状態の変化 ⑯倦怠感や脱力感、睡眠状態 ⑰退院後の生活 T-P ①息苦しくない姿勢の保持、体位の工夫。とくに夜間はファーラー位を整える。	【短期目標1について】 ○月○日（入院3日後） S：「入院した日は、まだ苦しくて眠れなかったけど、ベッドが上げられるのがいいのかな、だいぶ呼吸が楽になったし、昨夜は久しぶりによく眠れたよ」 O：夜間、ファーラー位で臥床、呼吸回数22回/分、喘鳴なし。 　　入院後、飲水量450〜500mL/日、水分出納バランス−200〜100mL/日で経過している。 　　体重は入院時よりー2.0kg。 A：水分出納バランスがマイナスで経過、浮腫が軽減していることからも、呼吸困難感が軽減していることが考えられる。加えて、ファーラー位により静脈灌流が減少し安楽な状態で睡眠がとれていると考えられる。 P：本人も水分制限の必要性や、ファーラー位の効果を理解していることから、目標達成とし、今後は自己管理を見守っていく。

②処方薬の内服確認
③日常生活行動に対する援助
・清潔援助：全身清拭（入院3日目まで）
　　　　　　シャワー浴介助（入院4日目以降、医師の指示確認後）
・移動：入院2日目まで車いす、3日目以降、医師の指示確認後歩行可。
・その他：便秘予防

E-P
①医師の指示に基づき、水分制限（500mL/日）や塩分制限（7g/日）、減量などの必要性を説明する。
②日常生活行動拡大に伴う注意と、自己での身体状況観察について指導する。
・ベッドから降りるときはベッドサイドで1分程度端坐位を取り、呼吸を整え、自己検脈で異常がないことを確かめてから動き始めること。
・下肢の浮腫の確認方法（脛骨前面、足背の圧迫）
・活動中、息切れを感じたら休憩すること。
③入院前の生活状況を踏まえ、必要な生活改善を患者とともに明らかにする。状況に応じて、家族の協力を得られるよう、指導する。

【短期目標2について】
○月○日（入院1週間後）
S：「休み休み（シャワー）入ってるよ、シャワーだから、どうしても足が温まりにくいね。入った後は疲れるよ。（脈）戻ったね。息苦しいのはない」「病院はいすが座りやすいからいいけど、家のは低いからな。立ったり座ったりがきついかな」
O：初回はシャワー浴前後のバイタルサインの観察を看護師が行い、シャワー浴中もときどき看護師が声をかけた。2回目の本日は、シャワー浴前後のバイタルサインの確認を看護師が実施した。シャワー後、脈拍88回/分まで上昇。（シャワー前は70回/分）呼吸も26回/分まで上昇するが、チアノーゼや呼吸困難感の出現はなく、臥床して5分程度でシャワー前のバイタルサインに戻る。前後で自己検脈も行えている。
A：ゆっくりと姿勢も無理なくシャワー浴を行えており、大きなバイタルサインの変動もない。前後で自己の体調も確認できている。退院後、家でのシャワー浴についてもイメージしている様子。入院中に入浴についても注意点を説明しておく必要がある。
P：医師に入浴が可能か否かを確認し、可能であれば、湯の温度・深さ、時間について計画を追加し、指導していく。

【短期目標3について】
○月○日（入院10日後）
S：「むくみも取れたし、楽になったよ。思ったより早く回復してよかった。そろそろ退院できるかな。そろそろ仕事も気になるしな」
O：売店に行くなど、病院内を歩行している。下肢の浮腫も認められず、活動後に呼吸困難感の出現もない。活動前後は急に動き出さないようにしている様子がうかがえる。
A：活動はゆっくりであり、呼吸困難感などの症状の出現はない。前後の体調確認も自己でできている。退院後、仕事の復帰を考えているため、活動、食事、飲水など、どのようにコントロールしていくかを具体的に考えられるようにかかわっていく。
P：明日、○月○日、E-P③実施する。

心不全のはなし

　心不全はポンプ機能としての心拍出量が低下して、全身に血液を十分に送り出せなくなった状態をいい、息苦しさ、意識レベルの低下、手足の冷感、血圧低下、乏尿などの症状が出現します。
　まず、心不全の病態を理解するために知っておいてほしいこととして前負荷と後負荷があります。
　血液の循環に伴って、心臓には負荷がかかります。心臓が収縮する直前に心室にかかる負荷を前負荷といい、負荷の程度は心房に流入する血液量と心房の収縮力によって決まります。つまり、前負荷の大小は心室に流入する血液の量によって決まるので「容量負荷」ともいわれます。
　心臓が収縮した直後に心臓にかかる負荷を後負荷といいます。左右の心室が動脈に血液を送り出すときに動脈圧に抗いながら押し出すことになるため、後負荷は「圧負荷」ともいわれます。
　心不全は前負荷（静脈還流量による容量負荷）と後負荷（末梢の血管抵抗による圧負荷）の増大と密接に関連しており、その発生機序から左心不全と右心不全に分けられます。
　左心不全は、なんらかの原因で左心室から大動脈に充分な動脈血が送り出せなくなることで生じます。全身の臓器に充分な血液が行き渡らなくなるだけではなく、左心房や肺静脈、肺でも血流が滞り、肺うっ血や肺水腫が起こります。
　一方、右心不全は、なんらかの原因で右心室から肺に静脈血を送り出す力が弱まることで生じます。肺に送れなかった血液が右心房、右心室系に滞り、全身から心臓に戻る静脈血も滞るようになります。その結果、肝腫大や腹水の貯留、頸静脈の怒張、手足の浮腫がみられます。
　また心不全には、急に発症する急性心不全と、徐々に発症する慢性心不全があります。急性心不全は急性心筋梗塞などが原因で発症するケースが多く、慢性心不全は慢性的な心筋障害によって心臓のポンプ機能が低下し、身体組織の需要に見合う十分な血液を拍出できない状態です。

1 事例紹介

■基本情報

- **患者**：Eさん、男性、70歳
- **診断名**：アルコール性肝硬変（非代償性）
- **経過**：慢性期
- **入院時の所見**：足背部の圧痕3＋　身長167cm、体重58kg（通常時60kg）
- **入院時の血液検査**：RBC 239×10^4/μL、Hb値 8.4g/dL、血清アルブミン値 2.9g/dL、AST 40u/L、ALT 16u/L、γ-GTP 137、Bil値 0.89 mg/dL、血中アンモニア値 60μg/dL
- **入院後の治療**：ラシックス20mg 1日2回（静脈内注射）、ソルダクトン200mg 1日1回（静脈内注射）、内服薬サムスカ7.5mg、アミノバクト1日1包（4.74g）、フォリアミン2錠（朝・夕）
- **現在のバイタルサイン**：体温36.6℃、心拍数86回/分、呼吸数20回/分、血圧102/60mmHg
- **安静度**：トイレ、病室内、廊下の歩行は可

■これまでの経過

　数年前から肝硬変と診断され、通院中の患者。これまで、2回入院治療を受けている。2週間前より腹部膨満感、両下肢のむくみ、倦怠感、活動後の息切れがあり、肝硬変に伴う腹水コントロールの目的で3日前に入院した。

＜入院時の本人の訴え＞

「お腹が膨らみ重い。足がかなりむくんでいる」

「夜間寝返りを打ちにくく、1～2時間おきに目が覚める。熟睡感なし、寝つきも悪い」

「食事は少し食べるとお腹が苦しいので、いつもの半分以下しか食べられない。食欲もない」

「体重が減って、げっそりした顔つきになった」

「地域の自治会活動を引き受けているが、ここのところ調子が悪いので、ほかの人に頼むことが多くなった」

「身体がだるくて、しんどい」

2 気になった情報に着目して、対象に起こっている症状とメカニズムを理解しよう

　それでは、Eさんの経過をみてみましょう。

着目点❶ **2週間前から腹部膨満感、両下肢のむくみ、倦怠感、活動後の息切れがあり、肝硬変に伴う腹水コントロールの目的で3日前に入院した**

　Eさんの情報から腹部膨満感と腹水について何か関係がありそうですが、本書に取り上げられて

浮腫（むくみ）とは、さまざまな原因により細胞外液のうち組織間液が異常に増加した状態をいい、全身あるいは局所の皮下組織に水分（体液）が貯留した状態です。浮腫はむくみともいいます。看護診断では、体液量過剰（余分な水分摂取と体液貯留の両方。またはいずれか一方がみられる状態）と定義されています。

浮腫は全身性に起こる全身性浮腫と身体のある部分に限局して起こる局所性浮腫とに分けられます。浮腫が起こる原因は、局所性因子〔毛細血管内の水分の間質への移動および全身性因子（腎における水・電解質調整）〕です。全身性浮腫では全身性因子と局所性因子の両方が、主に関与します。

いる症状に腹部膨満感、腹水の項目がありません。そこで『両下肢のむくみ』について着目し、この情報から見てみましょう。

むくみというのは、＜浮腫＞でした。第3章にあった「乳がん患者」の事例でも出てきました。＜浮腫＞の関連図を見てみましょう（74ページ）。＜浮腫＞の解説を読むと、浮腫には全身性のものと局所性のものがあることがわかります。Eさんの訴えである『両下肢のむくみ』は局所の＜浮腫＞と考えられます。

Step 1 ▶ 本当に浮腫が起こっているのかを探る

関連図の左端最初に書かれている急に体重が増えた　足がむくむは、Eさんに見られる症状です。さらに、「足背部の圧痕3＋」というEさんの情報から両下肢のむくみは、確かに浮腫であることを確認できました。圧痕3＋の圧痕とは、指で押したときに6mmの深さのくぼみができる程度の浮腫です。

Step 2 ▶ 観察を進め、浮腫が起こっていることを確定する

続けて関連図を見てみましょう。「圧痕有り＝浮腫」から続く「尿の変化」については情報がありませんが、もう少し観察を進めてみましょう。

関連図にある「**観察の結果**」のところをみると、「脛や足背がむくむ」（両下肢のむくみ）に加えて、Eさんに観察できる「疲れやすい、だるい」が3か所に確認できます。さらに「少し歩くと息切れがする（活動後の息切れ）」「お腹が膨らむ（腹部膨満感）」があります。E

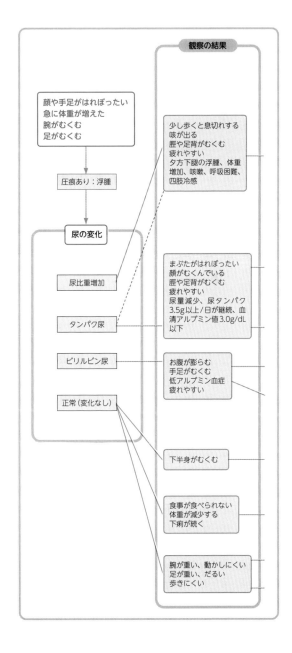

さんにみられる下肢のむくみは、他の症状と関連しているのでしょうか。

もう少し、＜浮腫＞の関連図をたどってみましょう。

Step 3 ▶ 浮腫の原因を探り、明確にする

Step 2で確認した「**観察の結果**」の３か所それぞれについて関連図を順にみてみましょう。

１つ目のまとまりでは、「少し歩くと息切れがする」はＥさんに該当するものの、咳が出るという症状はＥさんには認められません。２つ目のまとまりでは、「まぶたが腫れぼったい」「顔がむくんでいる」は、やはりＥさんには認められません。タンパク尿の有無は不明ですが、Ｅさんの血清アルブミン値は2.9g/dLでしたから、この3.0g/dL以下に当てはまります。

３つ目のまとまりにある「お腹が膨らむ（腹部膨満感）」「手足がむくむ」「低アルブミン血症」は、ともにＥさんに当てはまります。３つ目のまとまりが最もＥさんの状況に合致しているように思われます。ほかの２つのまとまりも気になりますが、まずは３つ目のまとまりからの矢印を追ってみましょう。

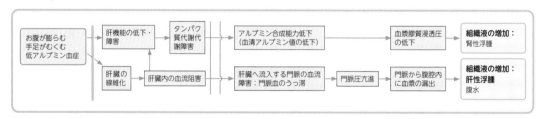

このまとまりから出る矢印は、「肝臓の線維化」につながっています。もう少し先を見てみましょう。２つに分かれています。１つは、「肝臓の線維化」により「肝臓内の血流阻害」となります。それは「肝機能の低下・障害」を引き起こし、肝機能のうちの「タンパク質代謝機能障害」により「アルブミン合成能力低下（血清アルブミン値の低下）」が生じ、「血漿膠質浸透圧の低下」につながります。

浸透圧とは血管内に水分を保とうとする力で、膠質とはコロイドのことです。膠質浸透圧はアルブミンによって維持されています。血清アルブミン値が低下し膠質浸透圧が低下すると血管内に水分を保とうとする力が弱くなり組織に水分が溜まってしまいます。これが＜浮腫＞です。

もう１つは、「肝臓の線維化」により、「肝臓に流入する門脈の血流障害」が起こり、その結果、「門脈血がうっ滞」し「門脈圧が亢進」することにより、＜浮腫＞を生じるという流れです。肝臓の線維化がなぜ起こるのか、その結果、起こるとなぜ肝臓内の血流が阻害されてしまうのか、そもそもＥさんの浮腫は肝臓の線維化によるものなのかどうかを確かめていきましょう。

Step 4 ▶ この患者さんの浮腫の成り立ちを知識を使って確認する

Ｅさんの疾患は肝硬変です。肝硬変とはどのようなものなのか調べてみましょう。

肝硬変とは、原因のいかんにかかわらず肝細胞の破壊と再生が繰り返されるうちに肝小葉の構造が変わり、肝細胞数も減り、肝臓全体が固くなり萎縮（小さく）した状態をいう疾患です。

Step 3で見た＜浮腫＞の関連図（74ページ）を、今度は肝硬変による肝臓の形態変化と肝臓の機能変化（機能障害）の視点から、確認していきましょう。

肝硬変による肝臓の形態変化は、肝臓の繊維化・瘢痕化によって起こり、その変化によって、肝細胞の数が減ったり肝小葉の構造が変わることがわかりました。肝臓は（**図4-1**）、肝細胞が積み重なってできている肝小葉によって形づくられています。そして、肝動脈と門脈から肝臓に入って

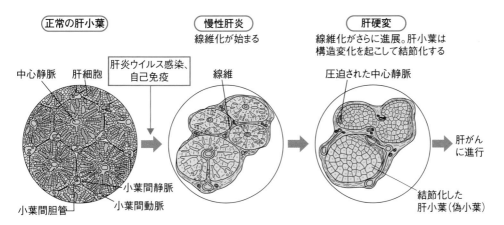

正常の肝小葉

中心静脈　肝細胞

肝炎ウイルス感染、
自己免疫

小葉間静脈

小葉間胆管　小葉間動脈

慢性肝炎
線維化が始まる

線維

肝硬変
線維化がさらに進展。肝小葉は
構造変化を起こして結節化する

圧迫された中心静脈

結節化した
肝小葉(偽小葉)

肝がん
に進行

慢性肝炎では、小葉間動脈、胆管などが通る門脈域で線維が増え、次第に周囲に伸びて門脈域同士、門脈域と中心静脈が結合する。その後、肝臓の基本単位である小葉構造は破壊されるが、球状の結節として再生する。この球状の結節が肝臓内血流の循環障害を起こし、肝臓の機能を低下させる。

図4-1　慢性肝炎から肝硬変への進行

くる血液は、肝小葉を通って肝臓内に送られます。そのため、肝硬変の進行によって肝細胞が減ったり肝小葉の構造が変わると、肝小葉内の血流障害が起こります。肝小葉内の血流障害はイコール肝臓内の血流障害でもあります。

　そして、肝臓内の血流障害が起こるということは、その手前にある門脈内の血液の流れも滞ることになります。そうすると門脈はうっ血状態になり、門脈圧が上昇します。門脈は、胃・小腸・大腸・膵臓・脾臓など消化管を流れた血液が集まって肝臓に入っていく静脈です。その門脈がうっ血状態になると、門脈から腹腔内に血漿成分が漏出します。それが腹水です。

　浮腫の成り立ちと、腹水の成り立ちを確認できました。さらに肝臓の機能障害、とくに代謝機能のうちタンパク代謝の障害から浮腫・腹水につながることを確認できました。こうして見てみると、両下肢の浮腫と腹水とは、同じ原因で生じたと考えられます。また、単に両下肢の浮腫という局所のものではなく、全身性の浮腫と考えられます。

　Eさんの浮腫の状態を関連図を見てみましょう(140ページ参照)。赤線で囲まれた❶と❷の太字の部分は、<浮腫>の関連図で肝硬変の病態から描いた部分と一致していることがわかります。浮腫の関連図と肝臓の形態変化や機能変化が結び付きました。

　Eさんの両下肢のむくみが、Eさんの疾患「肝硬変」とつながりました。したがって、両下肢のむくみの原因は、浮腫の関連図のこのルートでよさそうです。

Step 5 ▶ 浮腫が起こるメカニズムを看護ケアに生かす

　ここまででEさんの浮腫・腹水の原因は、「肝臓内の血流障害」と肝機能の1つである「タンパク質代謝障害」によるものであることがわかりました。看護ケアにおいては、それぞれの症状を引き起こしている原因を軽減する、あるいは取り除くことで、その症状を緩和させることができます。つまり、Eさんの浮腫や腹水に対する看護ケアとして、肝臓内の血流をよくすること、機能低下障害をきたしているタンパク質を代謝するという肝臓の働きを負荷がかかり過ぎないように調整し、かつアルブミン値の改善を図ることができるようにすることが必要です。

　さらに、浮腫や腹水によって、Eさんは、転倒しやすかったり、腹部膨満による苦痛があることが推測されます。これらについての看護ケアも必要です。

着目点 ② **身体がだるくて、しんどい**

　次に気がかりになった、「身体がだるくて、しんどい」という訴えです。「これまでの経過」のなかで、Ｅさんは倦怠感があることが述べられています。＜倦怠感＞の解説文（66ページ）を見てみましょう。

Step 1 ▶ 本当に倦怠感が起こっているのかを探る

　　倦怠感（fatigue、malaise）とは、何か行動を起こすための体力やエネルギーがない状態を意味しています。倦怠感は、易疲労感、だるさなどと同義語で、誰もが経験したことがある自覚的な症状です。身体だけでなく心身ともに消耗感があり、重く、力が入らないなどの状態も伴います。
　　通常感じる倦怠感は、長時間労働や睡眠不足、ストレス、激しい運動などにより感じることが多く、これらは適切な休息をとったり、自分なりに考えられる原因に対する対処をとることにより軽減する生理的なものです。
　　病的な倦怠感は、運動などの筋肉疲労によるだるさとは異なり、活動せずにじっとしていても疲労感や消耗感があり、身体を動かす気力や活力もない状態になります。
　　この倦怠感は、療養する多くの人に認められる症状であり、さまざまな疾患や状態、さらにそれらが複合的にかかわって引き起こされます。しかし、その原因はまだ不明な点も多くあります。倦怠感は、日常生活全般に影響し、支障を与えます。その軽減に努めることは、その人の生活を整えるうえで欠かせません。

　解説文には「倦怠感（fatigue，malaise）とは、何か行動を起こすための体力やエネルギーがない状態を意味しています」とあり、その感じ方について、関連図では「だるい、しんどい、かったるい、すぐ疲れる……」と、訴えの例があげられています。

　だるい、しんどいはＥさんの訴えと一致しており、Ｅさんは、＜倦怠感＞を感じていると考えられます。解説文に戻ってもう少し読み進めてみましょう。「通常感じる全身倦怠感は、長時間労働や睡眠不足、ストレス、激しい運動などにより感じることが多く、これらは適切な休息をとったり、自分なりに考えられる原因に対する対処をとることにより軽減する生理的なものです」とあります。さらに「病的な倦怠感は、運動などの筋肉疲労によるだるさと異なり、活動せずにじっとしていても疲労感や消耗感があり、身体を動かす気力や活力もない状態になります」とあり、「倦怠感は、療養する多くの人に、その人のさまざまな状況が複合的にかかわって引き起こされていると考えられます」と続いています。

　Ｅさんの＜倦怠感＞は、生理的なものでしょうか、それとも病的な＜倦怠感＞でしょうか。観察を進めていきましょう。

Step 2 ▶ 観察を進め、倦怠感が起こっていることを確定する

　Ｅさんは「地域の自治会活動を引き受けている」とあり、肝硬変をもちながらもある程度通常の活動をしていたものと推測できます。そのＥさんは「ここのところ、調子が悪いので、ほかの人に頼むことが多くなった」と話しており、さらに「夜間寝返りを打ちにくく、1～2時間おきに目が覚める。熟睡感なし、寝つきも悪い」「身体がだるくてしんどい」と感じるようになりました。このことは、Ｅさんの通常ではない状態＝病的な＜倦怠感＞であると判断できます。

Step 3 ▶ 倦怠感の原因を探り、明確にする

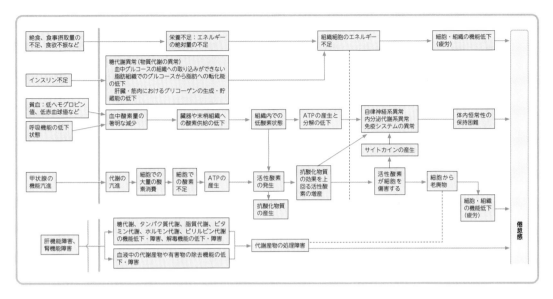

　＜倦怠感＞の関連図の「**観察の結果**」の項目を手がかりにして、もう少し観察を進めましょう。

　Eさんの＜倦怠感＞に関連する情報で気になるものはありませんか？　「**観察の結果**」の項目のいちばん上に「**絶食、食事摂取量の不足、食欲不振**」とあります。Eさんは絶食ではありませんが、「食事は、少し食べるとお腹が苦しいので、あまり食べられない。食欲もない」と言っていました。この矢印をたどると、「栄養不足：エネルギーの絶対量の不足」につながっています。ただし、Eさんの食事摂取量は具体的にはわかりませんから、これだけでは何とも言えません。

　「**観察の結果**」の項目をもう少し続けて見てみましょう。「貧血：低Hb値、低RBC値など」とあります。Eさんの入院時の血液検査の結果は、RBC（赤血球数）：$239 \times 10^4/\mu$L、Hb（ヘモグロビン値）：8.4g/dL、アルブミン値：2.9g/dLです。これらの値を、基準値と比較してみてください。いかがでしたか？　基準値より低値であることを確認できたと思います。つまり、血液検査データからEさんは貧血状態であり、これも倦怠感の原因になると考えられます。。

　さらに、「**観察の結果**」の項目を見てみましょう。下から6番目に「肝機能障害、腎機能障害」という項目があります。Eさんは肝臓の機能障害をきたしている患者です。矢印をたどると「代謝産物の処理障害」につながっています。肝臓で、代謝産物の処理ができないと体内に細胞からの老廃物が溜まり、その結果、細胞や組織の機能が低下し、＜倦怠感＞をまねきます。

　肝硬変による肝機能障害が、Eさんの＜倦怠感＞の原因になっていることを確認できました。これまで見てきたことを整理します。Eさんの倦怠感の原因は、1つは肝臓の機能障害、さらに栄養不足や貧血も原因と考えられることがわかりました。

Step4 ▶ この患者さんの倦怠感の成り立ちについて知識を使って確認する

　肝硬変による肝臓の機能障害（機能の低下）について、もう少し続けて見てみましょう。

　肝臓の代謝機能はタンパク代謝の機能だけではなく、糖代謝や脂質代謝、ビタミンやホルモンの代謝、ビリルビン代謝など、多くの物質の代謝機能を担っています。つまり、糖や脂質などの代謝機能低下や障害を起こしていると推測できます。

　たとえば、糖代謝について見てみると、肝臓では空腹時などで血液中のブドウ糖が少なくなった

ときには、肝臓に蓄えているグリコーゲンをブドウ糖に分解して血液中にブドウ糖を供給します。逆に、食後など血液中にブドウ糖が増えているときには、血液中のブドウ糖をグリコーゲンに変えて肝臓内に貯蔵します。そのようにして、常に血液中のブドウ糖（血糖値）を一定に維持しブドウ糖がエネルギー源として利用できるようにしています。これらの機能が低下すると、ブドウ糖が足りなくなったときに不足分に見合うグリコーゲンを分解できなかったり、そもそも貯蔵量の不足により血液中の血糖値が下がったり、逆にブドウ糖が増えているときにはブドウ糖をグリコーゲンに変えられなかったり、変えられる量が少なく血液中の血糖値が高いままになり、ブドウ糖をエネルギー源として、適切に利用できなくなってしまいます。

　そうすると身体は、必要なエネルギーを何とか補おうとして、その他の物質である脂質やタンパク質を分解して（脂肪やタンパク質の異化亢進）、エネルギー源として利用しようと反応するのです。これらの仕組みによるエネルギー不足に、脂質やタンパク質の分解によって生じた代謝産物の蓄積とその代謝産物の処理障害、さらに脂肪が分解されることによる皮下脂肪の減少、タンパク質が分解されることによる筋肉量の減少が積み重なっていきます。こうなると、身体を動かすこともつらくなり、倦怠感が増すことになります。

Step 5 ▶ 倦怠感が起こるメカニズムを看護ケアに生かす

　肝硬変であるＥさんの＜倦怠感＞には、肝臓の機能障害のうちの代謝機能の低下・障害、なかでもタンパク質代謝、脂質代謝、糖代謝といった物質代謝の障害が強く関与していました。これらを踏まえて、肝臓内の血流をよくし、肝臓の代謝機能への負担を減らす援助が必要です。バランスのよい食事、タンパク質摂取の際には良質のものを適量摂取するなど、援助を検討していきます。

　また、栄養不足や貧血の関与も考えられました。これらの観察を続けましょう。倦怠感を少しでも緩和できるよう、上記原因に働きかけるとともに、Ｅさんの活動と休息のバランスをとることもしっかりと考えていきます。

着目点❸　体重が減って、げっそりした顔つきになった

　Ｅさんの情報をみると「活動後の息切れ」や「夜間寝返りを打ちにくく、１〜２時間おきに目が覚める。熟睡感なし、寝つきも悪い」など気になる情報がありますが、ここでは体重減少を取り上げます。Ｅさんの体重は通常時60kgですが、入院時58kgでした。また、「体重が減って、げっそりした顔つきになった」とも話されています。Ｅさんは、やせてしまったのでしょうか。

Step 1 ▶ 本当にやせが起こっているのかを探る

> 　やせ（るいそう）とは、体組成（脂肪・筋肉）が減少している状態をいいます。体格指数（BMI：body mass index）を参考にすると、やせの判定はBMIが18.5未満です。ただし、一般的に治療の対象として考えられるのは、標準体重20％以上の減少がある場合や６か月にわたり体重の５％または５kgを超える体重減少がある場合です。
> 　体重は、エネルギー摂取とエネルギー消費のバランスで変化します。体重減少はエネルギー摂取量が減ったか、エネルギー消費量が増えたかよって生じます。また、体重は浮腫などによる体重増加により、本来の体重減少がおおい隠されていることがあるので、注意が必要です。

それでは、＜やせ＞の解説文を見てみましょう（34ページ）。

Eさんの入院時のBMIを計算すると20.8ですから、解説文にある「＜やせ＞の判定基準である
BMIが18.5未満」や「一般的に治療の対象として考えられるのは、標準体重20％以上の減少がある場
合とされており、また、臨床的に重要と考えられるのは、6か月にわたり体重の5％または5kgを超
える体重減少がある場合」とされているので、＜やせ（るいそう）＞には該当しません。

Step 2 ▶ 観察を進め、やせが起こっていることを確定する
Step 3 ▶ やせの原因を探り、明確にする

もう少し＜やせ＞についての解説文を読み進めてみましょう。「体重は、エネルギー摂取とエネ
ルギー消費のバランスで変化します」「体重は、浮腫などによる体重増加により、本来の体重減少
が覆い隠されていることがあるので、注意が必要です」とあります。

Eさんは「食事は少し食べるとお腹が苦しいので、いつもの半分以下しか食べられない。食欲も
ない」「体重が減って、げっそりした顔つきになった」と話されています。また、Eさんは浮腫・腹
水の貯留がありますから、この解説文にある状態を考慮する必要があります。

＜浮腫＞は、何らかの原因により細胞外液のうち組織間液が異常に増加した状態をいい、全身あ
るいは局所の皮下に組織に水分（体液）が貯留したものでした（＜浮腫＞、72ページを参照）。まさ
にEさんはこの状態です。

また、腹水の成り立ちについて前述しましたが、腹水は一般的に1000～1500mL以上の貯留で外
観からみても腹部膨隆が明らかに認められるようになります。これらのことを総合すると、Eさん
には両下肢の浮腫による体重増加＋腹水貯留による体重増加（少なくとも1.5～2kg）という見せか
けの体重増加があると考えられます。さらにEさんは食事摂取量の低下と前述した物質代謝に伴う
エネルギー不足（体重低下）がありますから、これらの情報を総合すると体重が減少していること
が考えられます。通常の体重が60kgでしたから、58kgへと2kgが減少し、そこに浮腫や腹水分の
重さ少なくとも1.5～2kgが加わり、全体としてEさんは、2週間で3～4kg程度の体重減少が生
じたと推測できます。

Step 4 ▶ この患者さんのやせの成り立ちを知識を使って確認する

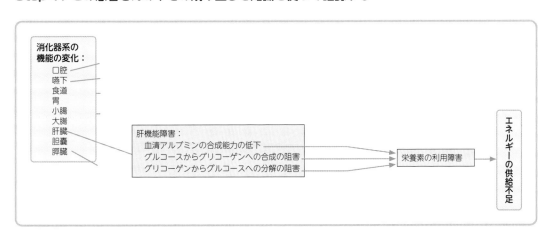

Step 2・3で見た体重減少について、そのメカニズムについては、浮腫や倦怠感について紐解
いていくなかで触れてきたので、ここでは省略します。上記の＜やせ＞の関連図（36ページ）の該
当部分をみて振り返ってみてください。

第4章　症状関連図を活用した事例紹介：事例4

3 事例の関連図

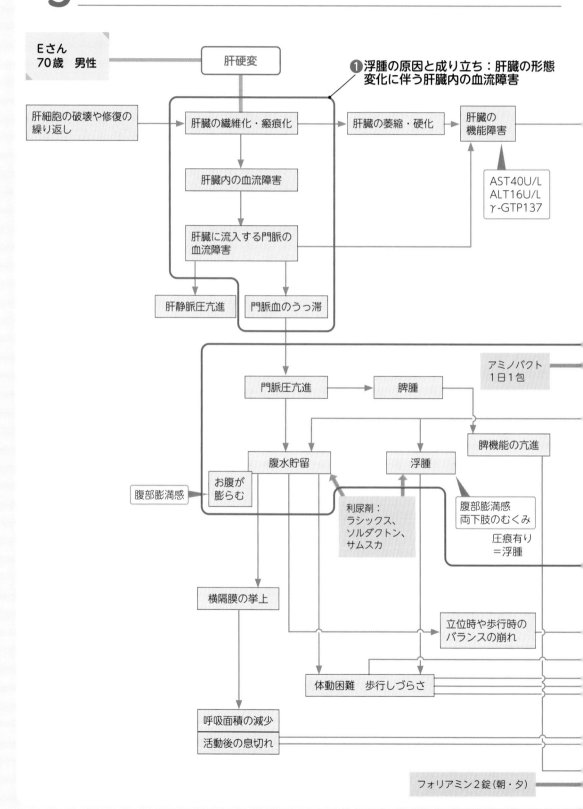

Eさん
70歳　男性

肝硬変

❶浮腫の原因と成り立ち：肝臓の形態
変化に伴う肝臓内の血流障害

肝細胞の破壊や修復の
繰り返し

肝臓の繊維化・瘢痕化 → 肝臓の萎縮・硬化 → 肝臓の
機能障害

肝臓内の血流障害

AST40U/L
ALT16U/L
γ-GTP137

肝臓に流入する門脈の
血流障害

肝静脈圧亢進　門脈血のうっ滞

アミノバクト
1日1包

門脈圧亢進 → 脾腫

脾機能の亢進

腹水貯留　浮腫

お腹が
膨らむ

腹部膨満感

利尿剤：
ラシックス、
ソルダクトン、
サムスカ

腹部膨満感
両下肢のむくみ

圧痕有り
＝浮腫

横隔膜の挙上

立位時や歩行時の
バランスの崩れ

体動困難　歩行しづらさ

呼吸面積の減少
活動後の息切れ

フォリアミン2錠(朝・夕)

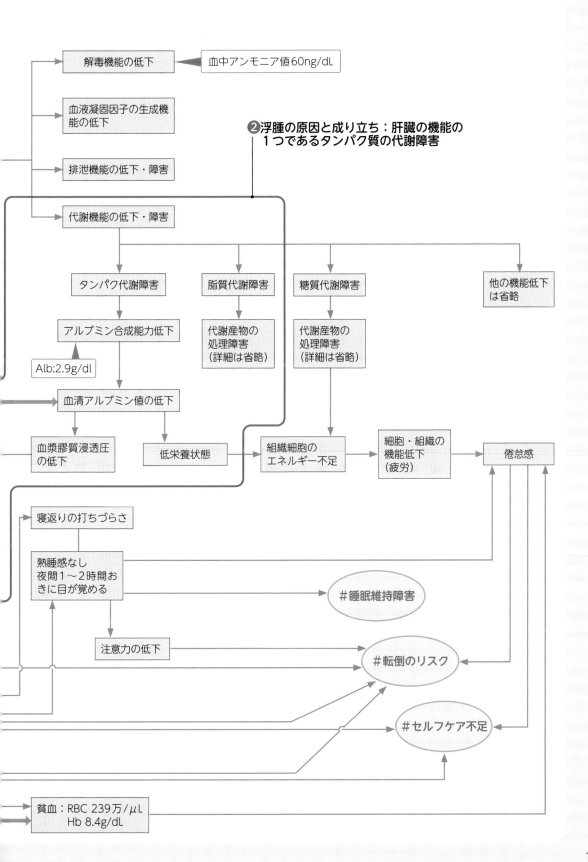

解毒機能の低下 ← 血中アンモニア値60ng/dL

血液凝固因子の生成機能の低下

排泄機能の低下・障害

❷浮腫の原因と成り立ち：肝臓の機能の
１つであるタンパク質の代謝障害

代謝機能の低下・障害

タンパク代謝障害 → アルブミン合成能力低下 → Alb:2.9g/dl → 血清アルブミン値の低下

脂質代謝障害 → 代謝産物の処理障害（詳細は省略）

糖質代謝障害 → 代謝産物の処理障害（詳細は省略）

他の機能低下は省略

血漿膠質浸透圧の低下

低栄養状態

組織細胞のエネルギー不足

細胞・組織の機能低下（疲労）

倦怠感

寝返りの打ちづらさ

熟睡感なし
夜間１～２時間おきに目が覚める

#睡眠維持障害

注意力の低下

#転倒のリスク

#セルフケア不足

貧血：RBC 239万/μL
Hb 8.4g/dL

Eさんがもつ症状が肝硬変という肝臓を主とした形態の変化、機能の変化に関連して生じていることを、改めて確認できたと思います。体重減少は、エネルギー摂取量が減ったか、エネルギー消費量が増えたかよって生じるとあることと照らし合わせると、Eさんの＜やせ＞はエネルギーや栄養の不足によって生じた結果といえます。

Step 5 ▶ やせが起こるメカニズムを看護ケアに生かす

肝臓は消化器系の臓器で、多くの物質の代謝を担っていました。その機能が低下・障害されて生じた＜やせ／るいそう＞は、エネルギーや栄養の不足の結果として生じていました。Eさんの肝硬変の状態では、今の肝臓の機能をよくすることは難しい状態です。現在の機能を保持できるようにしていく援助が大切です。これらを理解し、肝臓内の血流をよくし肝臓を庇護し、肝臓の代謝機能への負担を減らす援助を考えていきましょう。

4 看護問題

Eさんの関連図から原因に関連した次の看護問題があがりました。

#1 両下肢浮腫による歩きにくさ、腹水貯留による立位時や歩行時のバランスの崩れ・体動困難、倦怠感、活動時の息切れ、熟睡感のなさに伴う注意力の低下、に関連した転倒のリスク

#2 両下肢浮腫、腹水貯留による体動困難、倦怠感、活動後の息切れ、に関連したセルフケア不足

#3 寝がえりのうちにくさに関連した睡眠維持障害

5 看護計画 （上記の看護問題から2つを取り上げて目標と具体策を示しています）

【看護問題】
#1 両下肢浮腫による歩きにくさ、腹水貯留による立位時や歩行時のバランスの崩れ・体動困難、倦怠感、活動時の息切れ、熟睡感のなさに伴う注意力の低下に、関連した転倒のリスク

【長期目標】
転倒することなく過ごすことができる。 達成予定日：○月○日（7日後）

【短期目標】
1．手すりを使い、正しい姿勢で病棟内を歩くことができる。 達成予定日：○月○日（5日後）
2．トイレ歩行や保清後に倦怠感と息切れの訴えがない。 達成予定日：○月○日（3日後）
3．夜間5時間以上継続して睡眠できたとの発言がある。 達成予定日：○月○日（3日後）
4．転倒しやすい理由を述べることができる。 達成予定日：○月○日（3日後）

具体策	実施と評価
O-P ①バイタルサイン ②浮腫の部位、程度、腹水の程度 ③自覚症状の内容、程度（息切れ、呼吸困難の有無、腹部膨満感、倦怠感・疲労感、脱力感、めまい、立ち眩み、表情 など） ④歩き方（足運び、歩行時の姿勢、歩行時の視線） ⑤体動の状況、ADLの状況。変化、浮腫に伴う四肢の運動制限およびADLの状況 ⑥睡眠状況 ⑦注意力・集中力・思考力	短期目標1について：達成予定日 S：「手すりにつかまって歩くと安心だよ。」「おなかの張りも大文楽になって歩きやすくなった」 O：歩行時は手すりを使用している。尿量2000mL。下肢浮腫1＋、腹囲（入院時より）4cm減少。体重56kg。歩行時はつまずきやすり足は見られない。姿勢はやや反り気味であるが、改善傾向である。 A：手すりの使用を理解している。腹水や浮腫の軽減により、歩行は安定してきている。 P：部分達成。手すり使用については目標達成しているが、姿勢がまだ反り気味である。このまま継続する。

⑧皮膚の損傷の有無と程度
⑨排泄状況：排便・排尿回数と性状、尿量
⑩体重、腹囲
⑪血液検査：末梢血検査、血液生化学検査 (肝機能検査、電解質検査など)

T-P
①ベッド周囲の環境調整を本人と相談しながら行う (物品配置、ベッドの高さや履物の位置など)。
②動きやすく身体を圧迫しない寝衣や履物に調整する。
③体調に合わせて、清拭や足浴、シャワー浴を行う。その際、自立度に合わせて介助する。
④日常生活内での活動と休息の時間を本人と相談し、生活リズムをつくる。

E-P
①歩行時は、手すりを使い、正しい姿勢で歩くよう伝える。
②転倒しやすい状況にあることとその理由について、説明する。
③食後1時間はできるだけ臥床安静を保つよう伝える。
④体調に合わせて適度な運動 (日常生活動作を含め) を行ってもらう。
など

短期目標2について：達成予定日
S：「(トイレ歩行で) このくらいの歩きなら息は切れなくなった」「楽だよ」
O：トイレ・洗面での呼吸は平静。清拭は、下肢や背部を介助する。直後はやや促迫するも座位5分程度で平静に戻る。
A：腹水浮腫の軽減に伴い、活動に伴う倦怠感や息切れはかなり軽減している。
P：継続しつつ、徐々に活動範囲の拡大を検討していく。目標変更を視野に2日後再評価する。

短期目標3について：達成予定日
S：「よく眠れるようになった」「2回くらいはトイレに起きるけど、動くのは楽になった」
O：日中の注意力低下や疲労感は認められない。相談して立案した生活リズムに沿って過ごすことができている。
A：まだ腹部膨隆はあり、利尿剤も使っているため、排尿による夜間覚醒はまだしばらく続くと思われる。
P：継続する。

短期目標4について：達成予定日
S：「手すりにつかまって歩くと安心だ」「姿勢も気をつけてるんだけど、これでいい？」
O：歩行時は手すりを使用している。活動後も呼吸は平静。
A：転倒しやすい理由を述べ、それに沿った行動をとることができている。
P：目標達成

【看護問題】
#2　両下肢浮腫、腹水貯留による体動困難、倦怠感、活動後の息切れ、に関連したセルフケア不足：清潔

【長期目標】
倦怠感や息切れなく自立してシャワー浴を行うことができる。達成予定日：○月○日 (7日後)

【短期目標】
1．トイレ歩行後に倦怠感と息切れの訴えがない。達成予定日：○月○日 (3日後)
2．皮膚トラブルを起こさない。達成予定日：○月○日 (5日後)
3．シャワー時の身体の動かし方 (方法・留意点) を説明できる。達成予定日：○月○日 (5日後)

具体策	実施と評価
O-P ①バイタルサイン ②浮腫の部位、程度、腹水の程度 ③自覚症状の内容、程度 (息切れ、呼吸困難の有無、腹部膨満感、倦怠感・疲労感、脱力感、めまい、立ち眩み　など) ④体動の状況、ADLの状況、変化、浮腫に伴う四肢の運動制限およびADLの状況 ⑤睡眠状況 ⑦注意力・集中力・思考力 ⑧皮膚の損傷の有無と程度 T-P ①動きやすく身体を圧迫しない寝衣や履物に調整する。 ②体調に合わせて、清拭や足浴、爪切り、シャワー浴を行う。その際、自分でできるところはやってもらう。 E-P ①清潔保持の必要性を説明する。 ・浮腫があることで、転びやすく、皮膚が傷つきやすくなっている。 ・浮腫があるところを傷つけると、治りにくい。 ・現在の疾患を管理していくうえでも、皮膚の観察が大事である。 ・体力や栄養状態が低下している。	短期目標1について：達成予定日 #1の短期目標2のとおり 短期目標2について：達成予定日 S：「赤くなっているところはないよ、背中や腰がちょっとかゆいことがある。やさしく掻いている」 O：皮膚の発赤なし。足の爪が伸びている。腹水が軽減してきており、腹壁の緊張 (張り) が緩和傾向。 A：皮膚トラブルは起こしていない。下肢の爪切りが必要である。 P：目標達成しているが、今後も継続する。 短期目標3について：達成予定日 S：「細かいところまで考えていなかったけど、よくわかりました」「爪を切るのは難しそうだね」 O：質問しながら熱心に聞かれている。 A：清潔保持の必要性は理解できている。できそうにないことは言葉にできる。爪切りの方法など実施を見学してもらい理解を深めてもらうとともに、無理そうならば対処方法を検討していく必要がある。 P：継続する。

②シャワー浴の時の方法や留意点を本人と話し合う。不足する
　留意点などについては、細く説明する。
③爪切り実施時の留意点を説明する。

【看護問題】
＃3　寝がえりのうちにくさに関連した睡眠持続障害
＃3の看護計画については、省略する。

肝硬変のはなし

　肝硬変は、肝臓内に線維組織（タンパク質）が増え、肝臓が硬くなる疾患です。B型やC型肝炎ウイルス感染、アルコール、非アルコール性脂肪性肝炎などによって慢性肝炎が生じます。慢性肝炎では、小葉肝動脈、胆管などが通る門脈域で線維が増え、次第に周囲に伸びて門脈域同士、門脈域と中心静脈を結合します。その後、肝臓の基本単位である小葉構造は破壊されますが、球状の結節として再生し肝硬変へと移行します。わが国では肝硬変によって17,000人が死亡しています。

　肝硬変には身体症状がない代償期と症状が現れる非代償期があります。非代償期になると、黄疸や腹水・浮腫、食道静脈瘤の破裂、肝性脳症、筋肉減少（サルコペニア）などの合併症が現れます。そのほかには、くも状血管拡張、手掌紅斑、腹壁静脈拡張、羽ばたき振戦、こむらがえり、女性化乳房、睾丸萎縮などの症状がみられます。

　肝硬変の重症度（チャイルド・ピュー分類）は、血清アルブミン、血清ビリルビン、腹水、肝性脳症、プロトロンビン時間の5項目によって判定され、軽症（代償期）、中等症（非代償期）、重症（非代償期）の3つに分類され、治療法を決定が決定されます。

　軽度の肝硬変は、肝臓の機能がなんとか保たれている状態です。中程度の肝硬変では、軽度な合併症（症状）がみられます。重度の肝硬変で肝臓の機能が維持できなくなり、さまざまな合併症（症状）が現れます。

治療法

　肝機能の悪化をくい止め、現在の状態を維持することが治療の目標となります。

　代償期の肝硬変では、原則的として原因（ウイルス性、アルコール性、非アルコール性、自己免疫性など）に対する治療を行います。食事には制限はなく十分なカロリーの摂取と、筋肉の維持が大切となるため適度な運動を行います。以前は安静が推奨されていましたが、骨格筋減少（サルコペニア）を予防し、肥満にならないための運動を行います。

　非代償期の肝硬変では、食事療法により栄養状態の改善をめざします。また症状に併せて治療を行います。黄疸や腹水がある場合には安静が必要ですが、過度な安静は肥満や筋肉量の減少につながることから、日常生活の活動を制限する必要はありません。

事例 5　COPDと肺炎の急性増悪の患者

　第4章では、症状関連図を活用して4つの事例の看護を考えてきました。最後に、COPD（慢性閉塞性肺疾患）の急性増悪となったFさんの看護を考えていきます。これまでの4つの事例では、症状関連図の活用について文章で説明を加えてきました。ここでは、これから皆さんがいろいろな患者さんに出会ったときに同じようにStepが踏めるように、『表』を使って説明していきます。

1　事例紹介

■基本情報

- **患者**：：Fさん（男性・64歳、会社員）妻と息子夫婦、孫一人と同居。
- **診断名**：COPD（慢性閉塞性肺疾患）＋肺炎　急性増悪
- **原病歴**：10/14　定期受診日
　　　　　　10/25　発熱、10/26黄色粘稠性の痰が出るようになり、呼吸困難も出現した。
　　　　　　10/26　病院が休診日のため受診せず。
　　　　　　10/27　受診し、入院となる。
- **入院時の状態**：体温38.0℃、脈拍80回/分、呼吸26回/分、血圧：152/92mmHg

　口呼吸で、会話していると咳嗽があり、黄色粘稠痰を喀出している。「普段は口すぼめ呼吸はやっていた。風邪ひかないように注意されていたから気をつけていたけど、急に寒くなったからね。口が乾燥する。苦しいよ、ずっと苦しい。苦しいし、咳も出るから、この3日くらい仕事も休んで寝ていた。ごはんはあんまり食べていない。3日間、便も出てなくて気持ち悪いよ。いま会社は休めるけど、在宅酸素って言われると困るな。まあ、事務仕事だけどね」

- **検査データ**：WBC 17600/μL、RBC 480 × 10^4/μL、Hb 14.0g/dL、Ht 44.0 %、CRP 4.76、TP 6.1g/dL、ALB 3.0g/dL
- **血液ガス分析**：pH 7.39、SaO_2 87.5%、PaO_2 69.4Torr、$PaCO_2$ 39.Torr、HCO_3：32mEq/L
- **胸部レントゲン撮影検査**：肺野の透過性亢進、右下肺野に浸潤影
- **治療**：肺炎に対しては、セフェム系抗生物質を点滴で投与、吸入薬スピオルトレスピマット吸入薬1日1回2吸入

酸素吸入：経鼻カニューレ　安静時1L/分、労作時2L/分
　　　　　　安静度・食事：トイレ歩行可、全粥食

■これまでの経過

　3年前にCOPD（軽度〜中等度）と診断され、吸入薬と呼吸方法の教育を受けた。その後は定期的に受診していた。在宅酸素の導入も考えていくことになるかもしれないと説明されていた。

2 気になった情報に着目して、対象に起こっている症状とメカニズムを理解しよう

着目点

この患者さんを目の前にしたときの気がかり（患者の言葉、行動、身体的状態など）は？

① 「苦しいよ、ずっと苦しい」

② 体温：38.0°C

③ 「3日間便も出てなくて気持ち悪いよ」

この患者さんには他にも「ごはんはあんまり食べていない」など、気がかりになることはありますが、ここでは①～③ついて取り上げます。

着目点① 「苦しいよ、ずっと苦しい」

Step 1 ▶ 本当に呼吸困難が起こっているのかを探る	Fさんは「苦しいよ、ずっと苦しい」と話されています。「苦しい」は呼吸、腹水などいろいろな症状の自覚症状です。まず、<呼吸困難>の解説文を見てみましょう。
	呼吸困難とは、自分の呼吸に際して感じる苦痛や、努力を必要とする不快感で、息苦しい、息ができない、息が止まりそうなどと表現されます。多くは呼吸器疾患で起こりますが、心疾患や神経・筋疾患、代謝疾患、血液疾患などの病態でも起こります。
	<呼吸困難>の解説文の「息苦しい」が、Fさんの「苦しい」と一致するかを考えてみましょう。Fさんは「苦しいし、咳も出る」と呼吸に関する他の症状も訴えていること、解説文先を読むと、『多くは呼吸器疾患で起こる』との記載があり、Fさんの診断名『COPD＋肺炎　急性増悪』より、呼吸器疾患による<呼吸困難>ととらえてよさそうですね。
Step 2 ▶ 観察を進め、呼吸困難が起こっていることを確定する	第2章の<呼吸困難>16ページの観察項目に基づいて観察を行います。 E氏は「苦しいよ、ずっと苦しい」と話し、呼吸回数26回／分、SpO$_2$ 92％、口呼吸、その他、咳嗽と黄色粘稠痰の喀出があります。自覚症状に加えて、呼吸回数が多く、SpO$_2$ 92％と基準値から逸脱し、PaO$_2$を推定すると呼吸不全と診断される60mmHgに近い数値です。さらに口での努力呼吸も認められており、<呼吸困難>が起こっていると判断できます。
Step 3 ▶ 呼吸困難の原因を探り、明確にする	<呼吸困難>の観察1には、『苦しさを感じているとしたら、いつからか、どのようなときに悪化するのかも確認しましょう』とあります。Fさんの現病歴には、10/25から『呼吸困難も出現した』とあり、本日が10/27であることから考えると、少なくても2日前からの症状であることがわかります。関連図の左側に着目すると、「今、急激に苦しくなったから」「最近、動くと苦しくなる」と、時間経過が表現されています。Fさんの2日前からの症状の起こり方は、どちらに近いか考えてみましょう。『いま急激に』ではない

し、かといって、「ずっと苦しい。苦しいし、咳も出るから、この３日くらいごはんはあんまり食べていない」と話しているので、動かない状況でも継続して症状があることがうかがえ、「最近、動くと苦しくなる」でもなさそうです。このことを頭に置いて、次の列の「観察の結果」を見てみましょう。

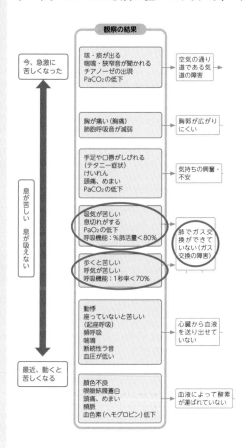

上から、Ｆさんの症状を照らし合わせていくと、「チアノーゼが出現」「胸が痛い」「手足や口唇がしびれる」は、Ｆさんの症状にはなさそうです。４つ目の囲みの「吸気が苦しい」「息切れがする」「PaO_2の低下」、５つ目の囲みの「歩くと苦しい」「呼気が苦しい」についてはどうでしょう。Ｆさんは呼気と吸気のどちらが苦しいかは明確に話していませんが、苦しさを訴えていて、PaO_2の低下もみられています。図で○をつけた囲みですね。次の囲みの「動悸」「眼瞼結膜蒼白」「ヘモグロビン低下」などの症状は該当しません。先ほど○をつけたＦさんの症状に該当する項目の右側に目を移してみると、いずれも「肺でガス交換ができていない」へと続いています。この列は上から順に「空気の通り道である気道の障害」「胸郭が広がりにくい」「気持ちの興奮・不安」「肺でガス交換ができていない」「心臓から血液を送り出せていない」「血液によって酸素が運ばれていない」と、呼吸困難が起こる原因が分類されています。観察の結果から、Ｆさんの呼吸困難の原因は、「肺でガス交換ができていない」ことだとわかりました。

Step 4 ▶ この患者さんの呼吸困難の成り立ちを知識を使って確認する

「肺でガス交換ができていない」の右側には、「肺胞面積の減少」「肺胞の虚脱」「末梢気道狭窄」と続いており、ここをたどっていくと肺でガス交換ができない原因のメカニズムが理解できます。

「肺胞面積の減少」は、「肺胞内に漿液が滲出貯留」することと、「肺胞の壊死・変性」によるもので、関連図をたどっていくと、その原因は「肺の炎症」であることが見えてきます。

「肺胞の虚脱」は、「肺の弾性の低下」「肺胞壁の破壊」が続き、「末梢気道狭窄」では「気道壁の肥厚」と「分泌物の貯留」に続き、「肺の炎症」と「気

道炎症」が原因であることが見えてきます。Fさんの＜呼吸困難＞は、この
すべてのメカニズムが合わさって起こっていることが理解できます。

　さて、この関連図の内容をさらに知識を使って確認していきましょう。
Fさんが抱えている疾患は何でしたか。「COPDと肺炎」でしたね。

　COPDは、肺胞壁が破壊され、肺胞の融合が起きるとともに弾性収縮力
が低下し、気道牽引力が低下し虚脱、呼気時に肺胞が縮みにくくなり呼気
が出にくくなる疾患です。

　Fさんの関連図で確認してみましょう。Fさんには喫煙歴があり、肺の
炎症が持続していました。それにより肺胞壁は破壊し、肺の弾性が低下、
肺胞の虚脱が生じ、呼気が出にくくなること、気道壁は肥厚し末梢気道狭
窄が起こることの２つが呼吸困難の原因であることが見えてきます。

　さらに肺炎は、もともとこのようなFさんの肺と気道の状態のうえに発
症していますので、COPDの状態にも影響します。肺炎は一般細菌感染に
よる細菌性肺炎と、一般細菌以外の原因微生物の感染による非定型肺炎に
大別され、一般には肺実質に炎症を起こし、細胞の壊死・変性とともに、
感染により肺胞内漿液が滲出貯留した状態です。Fさんの胸部レントゲン
撮影検査の結果では、「肺野の透過性亢進、右肺野に浸潤影」とあり、さら
にセフェム系抗生物質を投与されていることから、細菌性の肺胞性肺炎と
考えられます。肺炎自体が肺胞面積を減少させることも呼吸困難を助長す
ること、また発熱が呼吸数を増加させることも明らかになりました。

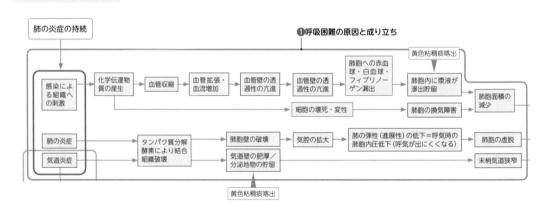

❶呼吸困難の原因と成り立ち

Step 5 ▶ 呼吸困難が起こるメカニズムを看護ケアに生かす

　Step 4までで、Fさんの＜呼吸困難＞の原因は、COPDによる肺胞の虚
脱、気道壁の肥厚や分泌物の貯留による末梢の気道閉塞から呼気の排出困
難が起こっていること、さらに肺炎により肺胞内に漿液が滲出貯留してい
ること、肺胞の壊死・変性により肺胞面積の減少し肺の換気障害が起こ
っていることがわかりました。このことより、弾力収縮性が低下している
肺胞と末梢軌道閉塞がありながらも効果的に（とくに呼気時に）呼吸する方
法を援助していく必要があること、また、機能している肺胞でより効果的
に呼吸できる方法や安楽な体位、分泌物を除去するような援助が必要であ
ることが考えられます。

着目点 ❷ 体温：38.0℃

Step 1 ▶ 本当に発熱が起こっているのかを探る

Step 2 ▶ 観察を進め、発熱が起こっていることを確定する

発熱は、客観的情報として、入院2日前から発熱、入院時も38.0℃という情報がありますので、早速、＜発熱＞の項目を確認しましょう。

> 発熱とは、体温調節中枢の働きの異常で、体温が高くなった状態をいいます。

解説文を読むと、『発熱とは、……体温が高くなった状態』とあり、成人期の平熱は、36.0～37.0℃未満といわれており、Fさんは明らかに＜発熱＞の状態と考えられますね。

Step 3 ▶ 発熱の原因を探り、明確にする

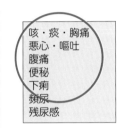

＜発熱＞の関連図のいちばん左側の列を上から確認してみましょう。

Fさんの入院時の記録を確認すると、『会話していると咳嗽があり、黄色粘稠痰を喀出』とあります。上から2つ目の欄に「咳・痰・胸痛」「悪心・嘔吐、腹痛」「便秘、下痢」とあり、他の欄には、Fさんに確認できる症状はありません。

Step 4 ▶ この患者さんの発熱の成り立ちを知識を使って確認する

関連図の「咳・痰」の右側の矢印をたどると、発熱物質が関係していることが見えてきます。先に着目した症状＜呼吸困難＞で、Fさんの呼吸困難の原因は、喫煙による肺と気道の炎症、肺の細菌感染であることを確認しました。そこから、『発熱』の原因も、細菌感染と肺と気道の炎症であることが考えられます。メカニズムをたどっていくと、「発熱サイトカイン」による「熱放散の抑制」と「熱産生の増加」であることが見えてきます。

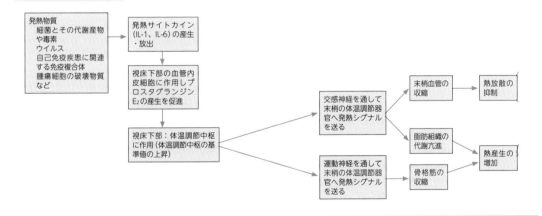

Step 5 ▶ 発熱が起こるメカニズムを看護ケアに生かす

ここまでFさんの発熱の原因、メカニズムを理解しました。発熱は、身体を感染から守るうえで有益な反応です。ただし、高熱（一般に41℃以上）は、多くの臓器の機能不全をもたらす恐れ、心臓や肺に疾患のある患者には発熱による頻脈などのバイタルサインの変化が身体的負荷になる恐れ、認知症患者の症状を悪化させる恐れ、脱水を起こす恐れ、などが予測されます。着眼点①でも見てきたとおり、Fさんの発熱は体熱を放散するために呼吸数を増加させ、呼吸困難を助長させる恐れがあります。したがって、

発熱時は安楽への援助とあわせて、安静を促し、酸素消費を抑える援助が必要になります。

(着目点❸) 「3日間、便も出てなくて気持ち悪いよ」

Step 1 ▶ 本当に便秘が起こっているのかを探る	Fさんは3日間の排便がないことや、それに伴う気持ちの悪さを話しています。これは＜便秘＞と考えてよいでしょうか。 便秘とは、さまざまな原因によって排便に困難を生じ、排便が順調に排出されない状態です。便があっても量が少ない、もしくは便中の水分量が異常に少なく便が硬く乾燥し、排便に苦労や苦痛を感じ、毎日排便があっても便が腸内に残留しすっきりしない残便感があったり、あるいは排便回数が減少し2〜3日程度の排便がない状態です。 排便に関する＜便秘＞の解説文を読むと、『排便回数が減少し2〜3日以上の排便がない状態』などとあります。Fさんは「気持ち悪いよ」と苦痛を感じていることも表現しています。このまま、＜便秘＞の関連図を使って、Fさんの便秘のメカニズムを確認していきましょう。
Step 2 ▶ 観察を進め、便秘が起こっていることを確定する	＜便秘＞の観察項目（36ページ）に基づいて観察を行いましょう。Fさんの普段の排便状態はここでは情報がありませんが、「3日間、便も出ていなくて」と話しています。排便回数は個人差がありますが、「3日間以降は排便がない状態が一般的に便秘とされる」とあり、さらにFさんは「気持ち悪い」と表現しているため、便秘の症状が起こっていると考えてよさそうです。
Step 3 ▶ 便秘の原因を探り、明確にする	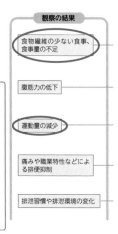 関連図のいちばん左の列に「排便回数の減少」とあり、ここでもFさんに便秘が生じていることが確認できます。そのまま関連図の2列目に目を移すと、便秘に影響する状態が列挙されています。Fさんの情報を改めて確認すると、「この3日くらい仕事も休んで寝ていた。ごはんはあんまり食べていない。3日間便も出てなくて気持ち悪いよ」と話されています。関連図の**観察の結果**の「食事量の不足」「運動量の減少」が原因となっていることが予測できます。

Step 4 ▶ この患者さんの便秘の成り立ちを知識を使って確認する

　関連図を右にたどっていくと食事量の不足は、「胃・結腸反射の減弱」「不十分な便塊形成による直腸内圧の低下」から「排便反射の減弱」が起こること、「運動量の減少」は、「大腸の運動機能の低下」により「排便反射の低下」が起こり、いずれも「弛緩性便秘」であることが理解できます。

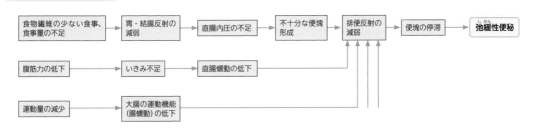

Step 5 ▶ 便秘が起こるメカニズムを看護ケアに生かす

　Step 4までで、Fさんの便秘の原因は、食事量の不足と運動量の減少による弛緩性便秘であることが整理できました。看護ケアは、そこに介入していきますが、もちろん『排泄の援助』の基本である、『生活リズムを整える』ことや『環境整備』も重要です。また、Fさんの全体関連図を見てください。**着眼点①**で確認したとおり、Fさんには＜呼吸困難＞の症状があります。便秘と呼吸困難は関係が考えられるでしょうか。そうですね。便秘では便が硬くなると排便時により強いいきみが必要となり、いきむためには呼吸を一時的に止めることになります。このことからもFさんに便秘の援助の必要性が強まります。

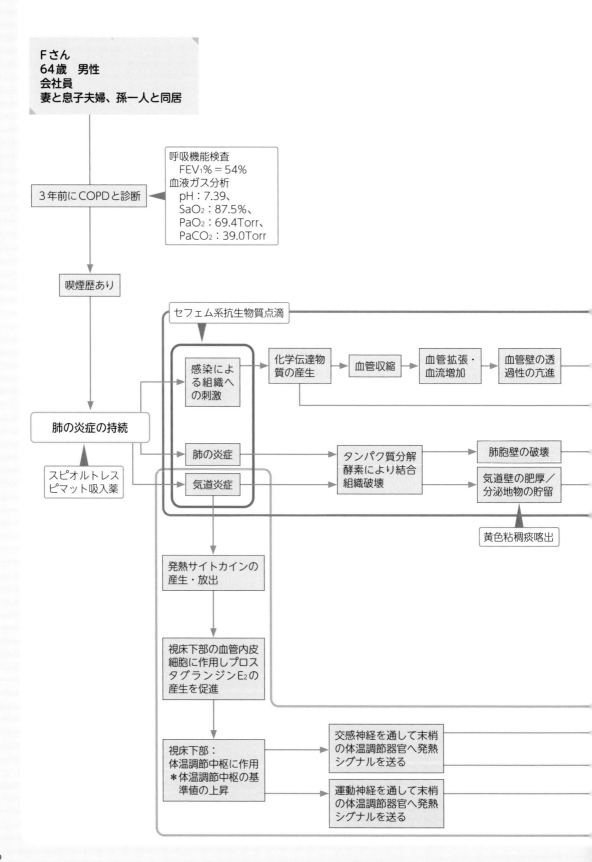

Fさん
64歳　男性
会社員
妻と息子夫婦、孫一人と同居

呼吸機能検査
　FEV₁% = 54%
血液ガス分析
　pH：7.39、
　SaO₂：87.5%、
　PaO₂：69.4Torr、
　PaCO₂：39.0Torr

3年前にCOPDと診断

喫煙歴あり

セフェム系抗生物質点滴

肺の炎症の持続

感染による組織への刺激

化学伝達物質の産生

血管収縮

血管拡張・血流増加

血管壁の透過性の亢進

スピオルトレスピマット吸入薬

肺の炎症

気道炎症

タンパク質分解酵素により結合組織破壊

肺胞壁の破壊

気道壁の肥厚／分泌地物の貯留

黄色粘稠痰喀出

発熱サイトカインの産生・放出

視床下部の血管内皮細胞に作用しプロスタグランジンE₂の産生を促進

視床下部：
体温調節中枢に作用
＊体温調節中枢の基準値の上昇

交感神経を通して末梢の体温調節器官へ発熱シグナルを送る

運動神経を通して末梢の体温調節器官へ発熱シグナルを送る

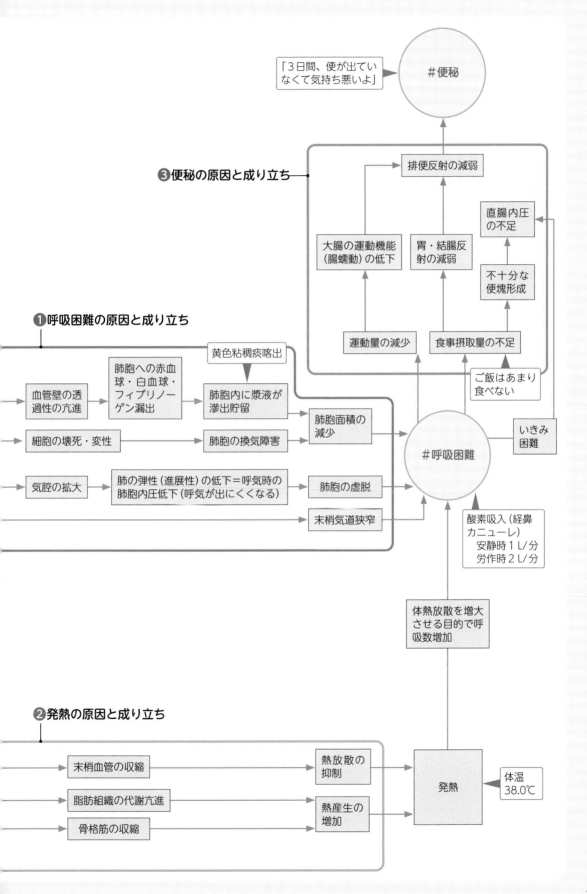

❸便秘の原因と成り立ち

「3日間、便が出ていなくて気持ち悪いよ」

#便秘

排便反射の減弱

直腸内圧の不足

大腸の運動機能（腸蠕動）の低下

胃・結腸反射の減弱

不十分な便塊形成

運動量の減少

食事摂取量の不足

ご飯はあまり食べない

❶呼吸困難の原因と成り立ち

黄色粘稠痰喀出

血管壁の透過性の亢進

肺胞への赤血球・白血球・フィブリノーゲン漏出

肺胞内に漿液が滲出貯留

肺胞面積の減少

細胞の壊死・変性

肺胞の換気障害

気腔の拡大

肺の弾性（進展性）の低下＝呼気時の肺胞内圧低下（呼気が出にくくなる）

肺胞の虚脱

末梢気道狭窄

いきみ困難

#呼吸困難

酸素吸入（経鼻カニューレ）
安静時1 L/分
労作時2 L/分

体熱放散を増大させる目的で呼吸数増加

❷発熱の原因と成り立ち

末梢血管の収縮

熱放散の抑制

脂肪組織の代謝亢進

骨格筋の収縮

熱産生の増加

発熱

体温38.0℃

3 看護問題

　全体像を描くことで、Ｆさんの「苦しい」と訴えている＜呼吸困難＞は、COPDと肺炎からの症状である発熱からも影響を受けていることが見えてきました。また、便秘の原因と判断した『運動量の減少』と『食事摂取量の不足』が、呼吸困難に影響を受けていることも推測できました。そして、これをもとに、Ｆさんの看護問題を以下のように整理できます。

＃１　分泌物の貯留、呼気の排出困難、肺胞の換気障害、発熱に関連した呼吸困難
＃２　運動量の減少、食事摂取量の不足に関連した便秘

4 看護計画 （上記の看護問題＃１について目標と具体策を示す）

【看護問題】
＃１　分泌物の貯留、呼気の排出困難、肺胞面積の減少、発熱に関連した呼吸困難

【長期目標】
安楽な呼吸で日常生活を過ごすことができる。　（評価日：２週間後）

【短期目標】
１．効果的に痰を自己喀出することができる。　（評価日：３日後）
２．呼吸に負担をかけずに休息をとることができる。　（評価日：５日後）
３．トイレ歩行時、効果的な呼吸方法を実行することができる。　（評価日：５日後）

具体策

O-P
①呼吸の状態
　・苦しさの自覚症状 (Borgスケール０〜10段階)、数、リズム、胸郭の状態
　・喘鳴、咳嗽の状態
　・痰の性状と量、水分出納量バランス
　・呼吸音
　・SpO_2
②痰喀出の状況
・効果的な自己喀出ができているか。
③呼吸方法
　・酸素カニュラの使用方法
　・食事や体動前後の呼吸の整え方
　・口すぼめ呼吸の状況
　・食事の前後、体動の前後などには上記①の変化を観察する。

T-P
①臥床時、発熱時は、主に右側臥位で効果的にガス交換できる安楽な体位が取れるよう援助する。
②水分摂取
　・点滴、食事摂取量、飲水量から水分出納バランスを確認し、１日1000〜1500mLを目安に摂取できるように飲水を勧める。
③酸素の管理も含め、トイレ歩行時は付き添う。

E-P
①効果的な痰の喀出方法を指導する。(10/27)
　・水分摂取の必要性と方法
　・強制呼出手技 (ハフィング) の方法
　・また、排痰は、食事や歩行の前後に行うことを説明する。
②発熱時には安静にすることを説明、更に臥床時は右肺野に浸潤影が確認されていることから、右側臥位で呼吸が安楽になることもあることを説明する (ただし痰のドレナージの考え方とは逆になることも含めて) (10/27)
③口すぼめ呼吸の意義と方法 (10/27)
　・吸気時は軽く口を閉じて鼻から吸い、呼気時は、口をすぼめて吸気時の３〜５倍の時間をかけてゆっくり吐く。まずは臥床や坐位で行い、方法の確認後、日常生活動作と併せて効果的に行えるよう指導する。

・食事
・排泄
・歩行
④腹式呼吸の意義と方法
　・呼気時は口すぼめ呼吸で吐き出し、吸気時は腹部が膨らんでいるのを感じながら、横隔膜を使って吸う。
⑤腹部膨満や食事によって呼吸が苦しくなる場合には、分食も検討することを指導する。

column

COPDのはなし

　慢性閉塞性肺疾患（COPD：chronic obstructive pulmonary disease）とは、喫煙やPM25などの大気汚染物質を長期に吸入することにより、肺に炎症が生じ、慢性の気道閉塞を起こす肺疾患です。COPDの明確な病因は喫煙です。喫煙者の20〜30%はCOPDを発症し、COPD患者の90%以上が喫煙者です。40歳以上の成人の約10%がCOPDに罹患し、年に16,000人が死亡しています。

病態

　COPDは慢性気管支炎や肺気腫とよばれてきた疾患の総称です。いずれも気道閉塞が慢性的に存在しています。慢性気管支炎では気管や気管支が慢性的に炎症を起こし、粘り気の強い痰が咽頭へ押し出されにくくなります。肺気腫では肺胞の組織が壊れ、肺にたまった空気を押し出せなくなり、息苦しくなります。

症状

　主な症状としては、慢性の咳や痰、息切れ、呼吸困難などがみられます。安静時には症状がみられなくても、坂道や階段の昇り降りや、布団の上げ下ろし、荷物を持つなどの労作時に呼吸困難がみられることがあります。

　スパイロメータによる肺機能検査では、気管支拡張薬投与後の1秒率が70%未満を示します。また、パルスオキシメータによる酸素飽和度の検査では、SpO_2が90%以下を示します。

管理の目標

　COPDに対する管理の目標は、①症状および生活の質の改善、②運動能と身体活動性の向上および維持、③増悪の予防、④疾患の進行抑制、⑤全身併存症および肺合併症の予防と治療、⑥生命予後の改善にあります[1]。

治療

　治療の基本は禁煙です。喫煙は呼吸機能が低下するだけでなく、増悪を起こす危険もあります。喫煙を続けている人はただちに禁煙をする必要があります。禁煙は肺機能の低下を遅らせることができます。

　薬物療法の中心は気管支拡張薬で、そのほかには去痰薬、鎮咳薬、感染を防ぐ抗生物質などが使用されます。呼吸困難を改善するための気管支拡張薬にはβ2刺激薬、抗コリン薬、テオフィリンの3種類があり、これらを重症度に合わせて併用していきます。また、繰り返される増悪には、吸入ステロイド薬を使用します。

　それ以外の治療法として、呼吸リハビリテーションが行われます。口すぼめ呼吸や腹式呼吸などの呼吸訓練・運動療法・栄養療法などが中心となります。

　COPDの治療は長期にわたるため、症状が安定すれば在宅酸素療法が導入されます。在宅酸素療法はCOPDなどの慢性呼吸不全患者の生活の質や運動能力の改善、増悪による入院を減らすなどの効果も期待される治療法です。

増悪の予防

　風邪やインフルエンザなどの呼吸器の感染症をきっかけに、呼吸困難などの症状が急性増悪し、QOLや呼吸機能が低下し、生命予後が悪化することがあります。感染予防対策として、日頃からうがい、手洗いなどを行います。また、インフルエンザワクチンや肺炎球菌ワクチンの接種が勧められます。さらに、身体活動を向上させることも増悪予防に重要です。ふだんから運動を継続していくことも重要です。

📖 **引用・参考文献**

1）日本呼吸器学会：https://www.jrs.or.jp/citizen/disease/b/b-01.html
2）病気がみえる Vol.4，呼吸器，第3版，メディックメディア，2018
3）山田幸宏：臨地実習に生かす病態と治療、サイオ出版、2021

さくいん

看護を学ぶ人のための
症状別看護過程セミナー
気がかりからはじめる看護過程

著　者	藏谷範子、森下裕子、末永弥生
発行人	中村雅彦
発行所	株式会社サイオ出版
	〒101-0054
	東京都千代田区神田錦町 3-6　錦町スクウェアビル 7 階
	TEL 03-3518-9434　FAX 03-3518-9435
カバーデザイン	Anjelico
DTP	マウスワークス
本文イラスト	株式会社日本グラフィックス
印刷・製本	株式会社朝陽会

2024 年 4 月 15 日　第 1 版第 1 刷発行

ISBN 978-4-86749-015-0　　Ⓒ Noriko Kuratani

● ショメイ：カンゴヲマナブヒトノタメノ ショウジョウベツカンゴカテイセミナー

乱丁本、落丁本はお取り替えします。